t r a u m a

誰もが傷ついた心を もっている

精神科医
ポール・コンティ＝著
レディー・ガガ＝序文
田畑あや子＝訳

かんき出版

娘のコレットとアメリーに捧げる

同じ星や同じ月が、
あなたの兄弟姉妹を宇宙から見下ろし、
彼らもそれらを見上げるけれど、
星や月は私たちからとても遠くにあり、
たがいに遠く離れている。

『THR NARRATIVE OF SOJOURNER TRUTH
(ソジャーナ・トゥルースの物語)』より」

TRAUMA : THE INVISIBLE EPIDEMIC
by
Paul Conti

Japanese translation published by arrangement with Sounds True, Inc.
through The English Agency (Japan) Ltd.

本書への賛辞

本書は常識をくつがえす本だ。コンティが示してくれるトラウマへの実践的な対処法は、肉体的健康から精神的健康まであらゆるものに適応し、セルフケアを促し、不健康な行動を正してくれる。彼のユニークな見方には、見識と忍耐強さが詰まっている。専門家のみならず、トラウマや精神的ストレスを経験したことのある人の必読書だ。

――トミー・ヒルフィガー（企業家、作家、慈善活動家）

コンティは、トラウマが私たちの脳の働き方にいかに作用し、社会のある側面にいかに影響を受けるかを、実際の患者たちのエピソードを通して説明してくれる。しかし、この本はそこで終わりではない。彼は本物の解決策も提供してくれる。それは自分や愛する人のために使える解決策で、世界をよりやさしく、より安全な場所にしてくれる解決策だ。

――キム・カーダシアン（女優、プロデューサー、実業家）

序文

私の命の恩人ドクター・ポール・コンティ

レディー・ガガ／本名ステファニー・ジャーマノッタ

ワールドツアーの最中、私はニューヨークにある私立病院の緊急治療室に静かに運びこまれた。医師と看護師の姿が見えたのを覚えている。叫びつづける私に向かって、ふたりは穏やかに「百からカウントダウンしてください」と指示を出した。私は確かこんなことを言った。「どうして誰もパニックになってないの？」ふたりはカウントダウンを続けるよう私を促し、私は……六十九ぐらいまで続けたと思う。そこで数えるのをやめて、こう宣言した。「ハーイ、ステファニーよ」そして自分の身体がなくなったように思えることと、まったく感覚がないことを打ち明けた。

ふたりの目が心臓モニターに向けられているのを見て、自分がそれにつながれていることに気づいた。ふたりとも、私の心拍数レベルの高さに不安を覚えながらも、なんとか平静を保とうとしているようだった。ふたりが心配しているのはわかったが、それ以上パニックを起こす気にはなれなかった。私は現実から切り離されていた。あとになって、精神的に壊れていたのだと言われた。

「これから先生が来ます」とふたりが言った。

私は薬が欲しいと懇願した(何の薬が欲しいのかまではわからなかった)。てっきり、何か強い薬がもらえると思っていたが、何ももらえなかった。私がいらだっていると、その〝先生〟が到着した。

まもなく、誰かが病室に入ってきた。男性で、白衣も着ていなければ聴診器も持っていない。

「どうも、ポール・コンティです。精神科医です」

私はいっしょに待ってくれていた看護師に目をやった。もうひとりの医師はしばらく前に部屋を出ていたが、私は気づいていなかった。

「どうして、ちゃんとした医者を連れてきてくれなかったの?」と私は看護師に訊いた。

すると、ポールが答えた。「私はイタリア系で、ニュージャージー出身なんです」それを聞いて、彼と話をしてもいいと思えた。私の父もイタリア系でニュージャージー出身なので、自分が話している相手がどんな人なのかはなんとなくわかった。

そのときに始まった旅は、いまなお続いている。それまでは会ったこともなかったのに、ひょんなことから、私を理解して手助けすることがライフワークの一部になってしまった男性とともに。出会ってから二年がたったとき、彼はこう打ち明けた。私の症状を見極め、私が明らかなトラウマ性まひの状態にあるときに〝動ける〟かどうかを判断するまでに半年かかった、と。

私たちのあいだで起こったことをすべて語るつもりはない。でも、これだけは言っておきたい。ポールは必要なとき——私に自分が医師だと思い出させるとき——しか白衣を着ない。ほとんどの時間、おたがいに合意の上で、ポールは仲間として、なんの害もない男性として私と接している。自分では不可能だと思っていた治療のなかで、私たちはおたがいのことを理解していった。

いまでは、この人は私の「命の恩人」だと確信を持って言える。彼は、私の人生を価値あるものにしてくれた。

でも、いちばん重要なのは、一度は失われた自分を見つけ、それを取り戻す力を私に与えてくれたことだ。ポールが教えてくれたにしろ、私たちふたりで見つけたにしろ、はっきりとわかったことがある。

女性に必要なのは、ただ助けてくれる男性ではなく、トラウマを癒やすために私たちを信じてくれる男性（男性とは限らないが）だということだ。

ドクター・ポール・コンティは、そんな男性のひとりだ。彼は、女性が語る物語と、彼女たちが背負っているトラウマを信じてくれる。

トラウマが、ある特定の層の人間に限らず、人類全体の問題だと理解し、彼はそれらを治療できると信じている。

ポールのなかにはやさしさがあり、そのやさしさを通じて私たちは多くのことを学べる。彼のなかにあるやさしさに触れたことで、自分のトラウマが治療できるものだとわかった。

私はいま、トラウマを克服するために旅を続けている。そして、それはきっとあなたも同じなのだ。

trauma　誰もが傷ついた心をもっている──◉もくじ

第4章 子どものころのトラウマについて

第5章 思いやり、共同体、人間性

第10章 人生の中心「大脳辺縁系」

第14章 社会全体でトラウマを癒やしていくために

ブックデザイン／遠藤陽一（DESIGN WORKSHOP JIN）

はじめに

あなたと同じように、私もこの世界に生まれてからさまざまな経験をしてきた（五十年ほど前、ニュージャージー州トレントンの聖フランシス病院の二階で私の人生は始まった）。その多くは楽しいものだったが、困難なことや、つらいこともたくさんあった。私自身は、自分を普通の人間だと思っている。人並みに悲しいことを経験し、感情を揺さぶられ、多くのことを学んだ人間だ、と。

私は医師として、それから脳生物学と心理学の知識を持つ臨床精神科医として、広い視野を持って自分の仕事に取り組んでいる。幸運なことに、私はこれまで、人生を変えるような強烈な出来事を経験してきた多くの人に出会い、彼らとともに過ごしてきた。彼らとの関係は、私にとってはあくまでも個人的なものだった。

そして、彼らと過ごした時間と自分自身の体験を通して、トラウマのことと、トラウマが私たちの人生に与える壊滅的な影響についての自分なりの考えを持つようになった。

医大に入ろうと決めるまで、私はビジネスの世界にいた。その時点では、私の医療現場での唯一の経験といえば、年老いた親族を病院に見舞いに行ったことぐらいだった。親族のほとんどはイタリアからの移民一世か二世で、第二次世界大戦でわが国に仕えた人もいた（おじのランゴのことは第5章に詳しく記す）。

年齢を重ねるにつれて、親族たちは信頼してきた地元の医者に診てもらうだけでなく、定期的に病院に通わなければならなくなった。だが、病院通いは楽ではなかった。医者や看護師たちはいつも忙しそうで、そっけなくて、コミュニケーションというものをほとんど取らなかった。話をしても、彼らの言っていることを理解するのに苦労したし、私はしょっちゅう緊張して混乱してしまった。

いまでこそ、病院で困っている人にはもっと親切に、うまく接してあげるべきだとわかっている。だが、当時はまだ、自分がやがてそういう人たちに注意を向け、彼らを助けるために人生の大部分を捧げることになるなんて、夢にも思っていなかった。

私の父はビジネスマンだったので、私もそうなるだろうと思っていたし、実際に一流コンサルティング会社に就職した。しかし、しばらくその業界にいるうちに、どこかに閉じこめられているような気分になってきた。人生の選択肢が使い果たされ、そこから何もかもが下り坂になっていくように感じられた。やがてうつ病になった。まだ二十五歳だった。

そして、そんなときにいちばん下の弟が自殺した。

弟のジョナサンは二十歳だった。私たちが育った家で、朝鮮戦争のときに父に支給された拳銃で自殺した。遺体を発見したのは母だった。

ショックが収まってから、私たち家族は、無意味な悲劇に思えたその出来事について理解しようとした。弟は恋人と別れたばかりで、ドラッグをやっていた可能性もあったが、そんなことではジョナサンが自分の命を絶ったことの説明にはならなかった。あとになって、もっと多くの事実が明らかになった。

その四年前、めったにない先天性の異常によって、ジョナサンの消化管全体が閉じてしまった。それまで、ジョナサンはまったくの健康体だった。それが十六歳のときにとつぜん命の危険にさらされ、フィラデルフィア小児病院で、つらい治療を何度も受けなければならなくなった。食事をとれず、信じられないほど体重が減り、体力も落ちた。ジョナサンは怯えていた。その一連の試練は、彼にトラウマを植えつけることになった。以前からジョナサンを知っていた人たちは、彼がすっかり変わってしまったと口々に言ったものだ。

弟の死が精神分析医へと駆り立てた

そのころの私は大学に入学して実家を離れてから、ジョナサンにはあまり会っていない。自殺する前の彼に何が起こっていたのかまったくわからなかった。ジョナサンは周囲の人に弱みを見せず、あたかも幸せに過ごしているように振る舞った。彼はトラウマを隠していた（もっと正確に言うと、自分がトラウマだと思っていたものを隠していた）。だが、もしジョナサンがトラウマを隠さなかったとしても、私は気づかなかったかもしれない。前も述べた通り、私はうつ病になっていた。自分の問題を解決することだけを考え、自分の苦痛とトラウマのこと以外に目を向ける余裕がなかったのだ。

ジョナサンの死後、私の一族の精神疾患と自殺の歴史について少しずつ知っていった。両親ともうひとりの（そしていまや唯一の）弟と過ごす時間がかなり増え、自分がそれまで自分本位に生きてきたことに気づかされた。

そして、自分がずっと、「これをしなければならない」という恐怖に縛られていたとわかりはじめた。「これをしないと成功できないかもしれない」「この仕事を辞めたら後悔するかもしれない」「一度道を外れたら戻ってこられないかもしれない」といった恐怖だ。

だが弟の死後、そうした恐怖に基づいた「しなければならない」は私の人生から消えていき、何がそんなに怖かったのかさえ思い出せなくなった。そしてそのとき、医者になるという昔からの夢を追いかけることにした。

困難も少しはあったものの、医大に入ったことはすばらしい経験になった。私はとにかく、かつて高齢の親族たちのお見舞いに行ったときに知らなかったことや、弟が病気になったときに知らなかったことをすべて学びたかった。そして、その知識を活かして、たとえ少しずつでも人々に変化をもたらすことが私の願いだった。

医大での最後の二年間でさまざまな専門科をまわっていたとき、人間の内面がいかに外の世界に影響を与えるかを目の当たりにし、何度も驚かされた。

人生における選択と経験は、自分の内側から生まれるものであり、したがって多くの問題（生死にかかわるものであっても）は避けられるのだと気づき、とても驚いた。医大では、人体が頭からつま先までどれほど複雑にできているかということや、私たちの健康を損なったり、死に追いやったりする多くの物事のなかには、乱れた食生活、喫煙、交通事故のように防げるものも少なくないと教わった。

臨床医学を学び、患者と過ごす時間が長くなると、メンタルヘルスが日常的に放置され、そのせいで心理的にも肉体的にも苦痛が増え、ときには死を招く場合もあるとわかった。

ショックな事実だった。私はこれまで、肉体的疾患だけでなく、その疾患を引き起こした潜在的なメンタルヘルスの要因によって、人々が苦しんだり亡くなったりするのを見てきた。医学的問題（それがどんな問題であっても）は、潜在的要因に注意を向けたほうが回復につながることが多い。つまり、**トラウマこそが回復の鍵**となるのだ。

私が精神医学に興味を持つようになったのは、脳生物学と医学と心理学を組み合わせることで人々を理解し、手助けするというアプローチが魅力的だったからだ。

精神科医は、治療を求める、あるいは治療に連れてこられる人の根本的な原因、考えられる医学的・神経学的症状、心と身体がつねに影響を与え合っているという事実をつねに意識する必要がある。

私の弟の場合は、肉体的な苦痛が心に影響を与え、心の変化がさらに心身に影響を与えるような行動に走らせた。精神分析医になる決意をしたのは、弟のような人に変化をもたらしたかったからだ。

この本を書いた理由と、読者に受け取ってほしいこと

私が仕事と人生を通じて知ったのは、人間が抱える問題には無限の種類があるというこ

とだ。さまざまな問題があるなかでも、最も主要な原因はトラウマだ。大胆なことを言っていると思われるかもしれない。だが、大胆に宣言しなければならないことだ。

私がこんなふうにはっきり言うのは、**あなたの人生やほかの人たちの人生をよい方向に変えるためには、トラウマが非常に重要だからだ。**

私の主張を聞いて、安心してくれる読者も多いと信じている。たとえば、近所の家の明かりがすべて消えてしまったとしよう。すべての家をまわって、一軒ずつ照明を入れ替えなければならないとしたら、どれほど大変だろう。

だが、そんなことをしなくても、変圧器を交換すればすべての家の明かりが復活する。変圧器を交換するのは簡単ではないが、すべての家をまわるよりはずっと合理的だ。トラウマに関しても同じことが言える。

私がこの本を書いたのは、トラウマに関して警鐘を鳴らすためだ。トラウマは現在、世界中に蔓延している。有害で、伝染性で、目に見えない、ウイルスのようだ。その事実を無視し、トラウマの存在を隠していては、打ち勝つことなど絶対にできない。

もちろん、私たちのほとんどはトラウマのことを知っている。これがトラウマについて書かれた最初の本でないのは間違いないし、トラウマに関するニュースはしょっちゅうメディアをにぎわせている。

それでも、私たちが見聞きするトラウマに関するニュースは、メガホンを通した声を聞いているようなものだ。確かに人の注意は引くが、警戒させてしまうし、うるさすぎて、聞いている側はショックを受けるか混乱するだけで終わる。本書の目的はそんなことではない。

私が本書を書いたのは、**トラウマに関する真実を語るためであり、コンピューターや新聞から離れたところで交わす、本物の会話を育むためだ**。メガホンを下ろせば、思慮深い会話ができる。

もちろん、本当に〝会話〟をするわけではない。私が著者であなたが読者である以上、双方向のコミュニケーションを取ることはできない。それでも、読者のみなさんには本書を会話のようなものだと思ってほしいし、そう思ってくれることを期待して各章で実践と振り返りのための項目を設けた。

現代社会には、トラウマに対処する適切な戦略がないと私は考えている。私にもほかの人にも、世の中に必要な変化を起こせるだけの理解も動機も与えられていない。そのことを念頭に置いて、本書から次のようなことを学んでほしい。

- トラウマと恥の感情の徹底的な理解
- 自分とほかの人と自分のまわりの社会にあるトラウマを認識する能力
- 個人と共同体のトラウマが社会的レベルで影響を及ぼす方法の知識
- トラウマをその場でストップさせるモチベーション
- 自分とほかの人を助ける多くの実践的ツール

本書は、私自身と患者の人生の物語をいくつも紹介するだけでなく、作品全体を四つの大きなパートに分けて、説明と解説を掲載している。

第1部の〈トラウマの正体とその仕組み〉では、トラウマを定義し、さまざまなタイプのトラウマを探索し、そこで恥の感情が果たす大きな役割を明らかにする。

第2部の〈トラウマの社会学〉では、もっとマクロな視点から、トラウマの問題が実際にどれほど大きく、どれほど広く蔓延しているかを示す。

さらに、新型コロナウイルス（以下、新型コロナ）のパンデミックや人種差別のような社会状況が人々のトラウマを育てていることも明らかにする。

第3部の〈脳の取扱説明書〉では、大脳辺縁系の役割、とくにトラウマが、脳生物学、感情、記憶、病気と苦痛による肉体的経験に変化を及ぼす仕組みに踏みこむ。

最後に、第4部の〈トラウマに打ち勝つために〉では、私たち全員に及ぶトラウマの悪影響に着目し、それらに対処し、浄化し、癒やすための行動を呼びかける。

第1部 ◉ トラウマの正体とその仕組み

人間の苦しみはどこで起こっていても、あらゆる場所の男女にかかわっている。

——エリ・ヴィーゼル『夜』

第1章 トラウマとは何か

トラウマ：《名詞》精神的・肉体的苦痛を引き起こし、その後の人生にも傷跡を残すもの。

トラウマはあらゆることに影響を及ぼす。外からはわからないようなかたちで、ひどく傷ついている人の割合は驚くほど高い。ささいな傷のことではない。誰かが買ってきたアイスクリームが頼んだのと違う味だったとか、最後のクッキーを食べられてしまったというような話ではない。

私がトラウマという言葉で伝えているのは、多くの場合は人知れず味わう精神的・肉体的苦痛で、それによって脳の生態と心理状態を実際に変えてしまうようなもののことだ。

しかも、人間にはかなりの回復力があるにもかかわらず、多くの人がこのようなトラウマ的変化によって、想像よりも多岐にわたるかたちで、長期間苦しんでいる。

トラウマをわかりやすくたとえる

基本的な定義だけでは足りないことがあるので、トラウマについて語るときには私はよくたとえを使ってその働きを説明し、それに対処する道筋をわかりやすく示すようにしている。ここに私の好きなたとえをいくつか紹介するが、本書全体にはこれ以外にもいくつかのたとえが使われている。

●トラウマウイルス

このたとえをいちばん使っていると思うし、この本を書いている時点ではまさに適切な言葉だ。私はもう何年も、トラウマは伝染病だと考えていたのだが、新型コロナのパンデミックが各地で発生してからはウイルスのようなものだと考えるようになった。このウイルスもあまりにも多くの人の命を奪っているし、その後遺症に苦しむ人々もとても多い。

新型コロナ同様、トラウマは目で見ることができない。ただ、それが作用しているのがわかるだけだ。静かだが、悪意に満ちたやり方で。トラウマがひとりの人間を傷つけると、それが複製されて、別の人に乗り移る。そしてまた別の人に広がっていって、やがて戻ってくることが多い。

残念ながら、トラウマに有効なワクチンは開発されておらず、初期段階でトラウマを判断する手段はどうしようもないほど不足している。そして、使えるツールをすべて用いて、ようやくトラウマウイルスの脅威に直面するまでは、私たちの幸福と健康ばかりか、命さえも危険にさらされているのだ。

新型コロナは私たちの世界観と、コミュニティのほかのメンバーとのかかわりを大きく変えてしまった。ほかの人といるときにはマスクをつけ、物理的な距離を保ち、相手が感染していたらどうしようと考え、会話は短く切りあげる、などという具合に。

トラウマの影響もさほど変わらない。トラウマによって不安やうつに苦しみ、人と接するときには隠喩的なマスクをつける（ローマでは、演劇用の仮面《マスク》はペルソナ［訳注：心理学用語では表面的な人格］と呼ばれている）し、感情的な距離を保ち、ときには自身の不安やうつに苦しんでいるような人を避け、彼らとの会話を短く、浅いものにしてしまうことなどがあるからだ。

ウイルスによるパンデミックに対する賢明な対応は、ワクチン接種が幅広く可能になるまでは、できるだけ「閉じた」状態でいること。

トラウマによるパンデミックに対する賢明な対応は、できるだけオープンになって、自分たちがワクチンになること。

新型コロナの流行以前には、私はいつも、パンデミックが訪れたとしたら、人々は違いなど気にせず、一致団結して共通の敵と闘うことになると考えていた。過去の人々も、パンデミックのときは主治医や看護師の話に耳を傾け、コミュニティが設定したガイドラインに従い、家族やほかの人たちの世話をしていたはずだと想像していた。二〇二〇年現在、現実を知ってショックを受けている。

公共の利益という考えをまったく持っていないような人が多すぎる。それどころか、ニュースを見れば、自己中心的な考えや悪意をいっそう強めてしまった人であふれていて、そんな人々が日を追うごとに死の脅威を無視するようになったことがわかる。新型コロナに対するわがアメリカ合衆国の対応には、否定や口論や不愉快な真実に直面することへの激しい拒否が見てとれる。政府は、警告されても目先のことだけを考えつづけた。

そして、自分たちにとって不都合な真実と向き合わなかったために、避けられたはずの悲劇を回避するチャンスを何度も逃がしてしまった。この国が、自分たちのやり方から抜け出すことに失敗し、自国とすべての国民のために正しいことができなかったのは、どのような法的基準に照らしあわせても明らかだ。

私はこのことに深く苦悩しているが、同時に、トラウマウイルスに関するメッセージを発信したいという気持ちも強くなった。**トラウマもまた、全世界に計り知れないほどの苦痛と絶望を生み出しているパンデミックだからだ。**

トラウマは、現在の新型コロナほどは報道されていないので、そのためにさらに致命的なものになっている。新型コロナと同じでトラウマウイルスも目に見えない。なんらかの症状には気づくかもしれないが、トラウマは実際に私たちの脳、つまり思考や記憶とその意味を変化させるので、それが引き起こすダメージの大きさを認識するのがなおさら難しくなる。


多くの人は、トラウマは一度限りの大きな出来事の結果起こるものだと考えているが、それは氷山の一角にすぎない。トラウマを研究している科学者たちは、目に見えるはっきりしたものよりもずっと多くの原因があると話している。

しかし、新型コロナのパンデミックでわかったように、私たちは科学者の話にいつでも熱心に耳を傾けているわけではない。

科学者たちがトラウマウイルスについて語っていることのひとつは、このウイルスが将来生まれてくる子どもに影響を与えるほど害があるということだ。トラウマは遺伝的特徴がどのように受け継がれていくかを規定する。

つまり、**今日におけるトラウマの影響が、私たちの将来の遺伝的記録に書きこまれるということだ。**したがって、トラウマは人の死を超えて広がっていく。まさにパンデミックと同じだ。私たちが見ているのは、人類の生存の鎖に侵入し、世代を超えて増幅するウイルスなのだ。

マスクと隔離はウイルスによるパンデミックには有効だ。これによって病気の拡散を抑えられるので、死をまぬがれ、人生を進めていくことができる。しかし、トラウマが強いるマスクと隔離は、ほとんどは人間の内部に影響し、健康的な感情や思考をネガティブなものに変え、自分の不安や恐怖を外の世界に投影させてしまう。これでは私たちは守られないし、それどころかトラウマが生まれ、苦しみの種が育ち、広がっていくことになる。トラウマのパンデミックが終わらないのはこのためだ。

ウイルスによるパンデミックに対する賢明な対応は、ワクチン接種が幅広く可能になるまでは、できるだけ「閉じた」状態でいること。

トラウマによるパンデミックに対する賢明な対応は、できるだけオープンになって、自分たちがワクチンになることだ。自分を解放して、理解し、思いやりを持ち、変化して、（比喩的な意味での）日光と新鮮な空気を取り入れる必要がある。
ウイルスのたとえは、トラウマの危険と深刻さを正確にとらえている。トラウマの脅威が私たち全員にとってどれだけ深刻なものかを説明するために、私は別のふたつのたとえも好んで使う。

●汚染

トラウマは空気のようなものだ。どこにでもあって、自宅や自分の身体や家族の身体の内外に漂っている。都会のスモッグや森林火災の煙のために汚染レベルが高くなり、体内に取りこむと健康に害が出るような状態にならないかぎり、私たちは空気のことなどほとんど考えない。そのために大気質指標（ＡＱＩ）を使って、地表のオゾン、一酸化炭素、粒子状物質などのおもな汚染物質を測定している。

とはいえ私たちは、生きるために必要な空気にほとんど注意を払っていない。トラウマについても同じことがいえる。私たちがトラウマを認識するときには、すでに症状が手に負えないほど深刻になっている。

理想的なのは、トラウマの日常的な影響を理解し、自分の内外の環境に及ぼすダメージを最小限にする力を与えてくれる継続したモニタリング・システムだ。

もちろん、汚染は水においても大きな問題だ。水の入った大きなボウルに染料を一滴落としたところを想像してほしい。この場合、染料は毒性のもので、ボウルをじっくり観察していると、毒が水全体に広がっていくのが見える。染料が最初に水に落ちたときには、その色は濃くはっきりしているが、ボウル全体に広がっていくにつれて少しずつ薄まっていく。色が薄まると、最初よりも危険はないように思えるかもしれないが、水に含まれる毒の量は変わらないし、水を別の容器に移しても毒が消えることはない。

私たちは、汚染にすぐに気づくことはできない。それに、汚染がすぐに私たちに害をもたらす心配もない。しかし、だからといって、汚染が危険ではないということにはならない。トラウマも同じだ。たとえ気づいていなくても、トラウマの脅威は本物であり、いまこの瞬間も私たちの心身にダメージを与えているのだ。

●寄生虫

トラウマ寄生虫はとてもひどい害を及ぼすことがある。そうなると私たちは、自分の身を安全に保つ基本的な方法まで忘れてしまう。

私が語りたい三番目のたとえは〝トキソプラズマ〟だ。トキソプラズマは多様な宿主のなかでさまざまな成長段階を経る寄生虫だ。侵入した宿主を使って生き、増殖し、将来の生き残りを確保する。この寄生虫の成長段階、つまりライフサイクルは特定することができ、どのような段階でも宿主は寄生虫が次の段階に成長するために使われる。

トキソプラズマが興味深いのは、そのライフサイクルが多様な宿主を使うだけではなく、拡散を促進するためにさまざまな種《しゅ》を利用することだ。

トキソプラズマはネズミからネコに（ときにはネコから人間にも）移動するように進化してきた。もちろん、この寄生虫が意識して計画したわけではないが、それでも、ネズミがネコに食べられるチャンスを増やすために、寄生したネズミの脳を、ネコをあまり恐れなくなるように変化させるという方法を開発した。巧妙でずる賢いやり方に驚かざるをえない。なんといっても、ネズミは本能的にネコを恐れるものだからだ。だが、トキソプラズマに感染したネズミは知らないうちにそんな恐怖を失い、ネコのそばをのんきにぶらぶら歩いてしまうかもしれない。

トラウマは、トキソプラズマがネズミにすることを人間にすると私は考える。ネコに食べられるようにはしないかもしれないが、**トラウマは間違いなく私たちの脳を変え、精一杯生きるための基本的なことをある程度忘れさせる**のだ。私たちの価値観、夢、才能、願望を忘れさせる。そしてときには、トラウマ寄生虫があまりにもひどいことをするので、自分の安全を保つことさえ忘れてしまうのだ。過去の恋愛で肉体的に傷つけられ（そしてまたそんなふうに虐待されることを恐れ）た人が、ほぼ間違いなくまた肉体的な虐待を受ける恋愛関係を始めることになる。私はそういう例を数えきれないくらい見てきた。

トラウマが私たちの脳を変えるプロセスは、トキソプラズマがネズミの恐怖を薄れさせるプロセスとたいして変わらない。トラウマを抱える人は、ほかの人からの警告サインに注意を払わず、自分を変えることに集中してしまうことが多い。〝よりよい〟行動をする〝よりよい〟存在に変わろうとする（この点では社会からの助けもほとんど受けない）。

このような考え方はさらなる恥の感情、自責の念、そして新しい恋愛関係が健康的で安全なものになるという幻想を育てるが、それによって、虐待された人がネオンサインで書いてあるようなはっきりした警告サインを軽視したり無視したりするようになることが多い。警告サインはさらなる虐待や絶望や恥が待ち受けていることをはっきり示しているが、自分を変えればほかの人の自分に対する態度も変わるだろうという誤った考えをトラウマが植えつけるのだ。

トキソプラズマ同様、トラウマも生き残るために行動する。意識的な思考は持てないかもしれないが、だからといって危険がないとか、影響がないとは言えない。トキソプラズマはなんとしてもさらなるトキソプラズマをつくるために進化してきた。

同じように、**トラウマもさらなるトラウマをつくり、人間から人間、人間からほかの生物や地球、そしてまた人間に戻ってくる。**そして私たちが止めなければずっとそれを続けるのだ。

●既往症

ウイルスや汚染や寄生虫は私たちそれぞれに違うかたちで影響を与えるが、トラウマが与える影響も同様だ。トラウマはさまざまな形態、頻度、強度で起こり、一部の人がより強く影響を受けることにもたくさんの理由がある。トラウマに打ち勝ちたければ、このような要素を探求し、完全に理解しなければならない。ほとんどの人には、対処しやすいトラウマと対処しにくいトラウマがある。前者であれば、自分の人生経験を使ってうまく闘えるものの、後者のトラウマの前では無防備になってしまうのだ。

私たちの遺伝的特徴および人生経験には、〈マルチヒット仮説〉として知られるものが組みこまれている。これは、私たちの対処メカニズムがトラウマ的な経験によって弱められると説明するもので、基本的にはどれだけの〝ヒット〟に耐えられるかを示す。

この仮説は、生活における状況に適用できる。最初のトラウマ経験に深く影響を受ける人もいれば、驚くほど回復力があるように見える人が、見たところそれほど深刻ではないあとからの経験に影響を受けてしまう場合もある。

たとえば、人種的偏見や差別に苦しんでいる人々は、ストレス要因の果てしない集中砲火を浴びていて、そのせいでさらなるトラウマに対する脆弱性が高まる。ヒットに関していえば、自分やほかの人にどれだけ蓄積しているのか気がついていないことが多い。

私には語るべき物語がある

〈はじめに〉でお伝えしたように、本書では、私だけでなく私が知り合う機会をいただけた人々の人生の「物語」を多数紹介し、トラウマがどのように作用するか、人々がトラウマとどのように闘い、そしてどのように打ち勝ったのかを伝えていきたい。

これらの物語が力強いのは、本物の物語だからだ。守秘義務を守るために変えている部分はあるが、私が聞いた（あるいは実際に体験した）出来事はすべて事実だ。

私たちはみな、物語を持っている。そして物語を使って、人生での楽しい出来事やつらい体験を記憶したり、分かち合ったりする。

人とトラウマの関係についての物語は、月と同じくらい古くからある。**トラウマは幸せを求める冒険の旅に現れる悪役だ。**トラウマが与えるダメージによって私たちは変えられ、不安が強められてしまう。表面的には、私たちが幸福に向かおうとする内側の力にネガティブに影響するように思われるが、それはトラウマの物語のほんの一部でしかない。

――トラウマは私たちの物語を乗っ取る

私たちが無視しがちなトラウマの物語には、脳を生物学的・心理学的に変えることも含まれている。そのような影響を無視してしまうのは、トラウマがもたらした変化と影響が、トラウマによって見えなくさせられるからだ。トラウマは私たちの夢に侵食し、知らないあいだに私たちの決意をゆがめる。トラウマは私たちのなかに勝手に家を建てる敵のようなものだ。自分が何者で、何を成し遂げられて、何がふさわしいのかについて、私たちが悩むように仕向けてくる存在だ。

こうして、私たちの人間関係はひどく損なわれ、人生のネガティブな面がさらに重くのしかかり、生まれながらに持っているはずの安全と喜びという権利がだまし取られる。にもかかわらず当人は、そんなことが起こっているなんてまったく気づかないのだ。トラウマは私たちの感情と記憶を変化させ、変化した感情と記憶が私たちの決意と人生の道筋を変えてしまう。

ケアしていた人が亡くなると、私はよく、その死の表面的な物語とその裏にあるトラウマの物語を比べる。本当の死因は死亡診断書に記載されたものではなく、トラウマだということは火を見るよりも明らかだ。たとえば、公表されているのは〝交通事故〟だが、実際は〝同僚によるレイプ〟だったり、〝自殺〟ではなく〝老後の資金をだまし取られたこと〟だったり、〝肝硬変〟ではなく〝アルコール依存症の親からの児童虐待〟だったりする。トラウマは私たちの人生の物語も死の物語も乗っ取ってしまうのだ。

四つのエピソード

これから紹介するのは、トラウマにまつわる四つの現実世界の物語（ふたつは私自身の人生から）で、トラウマの影響を描いている。

私は医大で膵臓を解剖し、その機能を知ったが、母が膵臓がんと診断されるまではその臓器に特別な感情を持ってはいなかった。家族にとって非常に苦しい時期を経て、母は亡くなった。がんと診断されるまで、母は健康で活動的で、むさぼるように本を読み、私がついていけないくらいのスピードで歩いた。

いまは、膵臓という言葉を聞くたびに、私の筋肉はこわばり、呼吸が速くなり、母の葬儀の光景や両親のソファのかつて母がすわっていた場所が脳裏によみがえる。外からはわからないだろうが、内側でははっきりと感じる。

あるとき、ロンドンで友人と待ち合わせをしたのだが、指定された場所はセント・パンクラス駅だった。私は行きたくないと思った。「パンクラス」という言葉が膵臓《パンクリアス》に似ていたからだ。それでも駅に向かったのだが、歩きながら「母さんが病気のときにもっと家に帰ればよかった」と後悔にさいなまれた。

私は別に、めったに家に帰らなかったわけではない。定期的に帰省するようにしていたし、母が亡くなる前の数カ月は、二週間おきに西海岸から東海岸まで移動していた。母が通院するときに同行し、両親といっしょに散歩もした。母の病状が悪化すると、その世話も手伝った。それなのに、まるで反射作用のように、とつぜん罪悪感を覚えたのだ。

エピソード❷

私は性的暴行を受けた人を数えきれないほどケアしているが、その人たちが経験するトラウマは彼らの人生のあらゆる側面に影響を与えている。

ある患者は、友だちの家でのパーティから帰ろうとして自分の車に向かっているときに、前庭の芝生の暗い隅でレイプされた。芝生には木がなく、隠れる場所がなかったのに、襲ってきた男性の姿は目に入らなかった。暗くて時間も遅く、ほとんどの人がもう帰ったあとだったが、彼女は共通の趣味を持つ新しく知り合った人たちとの会話が楽しくて残っていた。話していたのはロッククライミングのことだ。

襲われたあと、彼女はパニック発作に苦しみ、集中できなくなり、業績不振でクビになるのではないかと心配していた。夏時間と冬時間の切り替えを怖がっていたのは、出勤時や帰宅時に車に歩いていくときに外が暗くなるためだ。会う男性全員が恐ろしく思え、恋人でさえ怖くなった。人目を引かないように着飾ることをやめ、その結果、会社の最小限の服装基準にかろうじてパスするくらいになってしまった。

最悪なのは、罪悪感を覚えたことだ。自分のせいではないことはわかっていたが、別の行動ができたのではないかと考えずにはいられなかった。もっと早く帰るべきだったとか、家を出るときにもっと気をつけるべきだったとか、違う服装をしているべきだったとか。だが、いちばん罪悪感があったのは、自分の兄がハグしようとしてくれたときに怖くなったことだ。そして、ロッククライミングには二度と行きたくなくなった。

エピソード❸

二十代のとき、私はよく旅行していて、飛行機の離着陸は数えきれないくらい経験した。あるとき、ヨーロッパからの帰国便で、鼻が詰まっていることを思い出し、鼻詰まりの薬をのんだ。自分でも気づかないうちに私は副鼻腔炎にかかっていて、それに加えて、離陸時の気圧の変化で、副鼻腔の内側がさらに弱くなった。飛行機がアムステルダムでの乗り継ぎのために着陸態勢に入ると、副鼻腔の内側が破れ、鼻腔に血がたまり、左上の歯につながっている神経をひどく圧迫しはじめた。その痛みはあまりにもひどく、数回気を失ったほどで、ゆっくりと大西洋を横断しているあいだの私はかなりの見ものだったはずだ。

現在にいたるまで、私はまだ離着陸が怖く、自分のなかで何かが破裂して、その痛みに耐えられなくなるのではないかと考えてしまう。この経験について考えるとき、隣にすわっていた、行儀のいいオランダ人家族のことも思い出す。そして、私の苦しみがふたりの女の子（どちらも八歳くらいで、どちらも髪にリボンをつけていた）にどんな影響を与えただろうかと考えてしまう。なにしろ、まるまる九時間もひどい状態のままの知らない男を見ていなければならなかったのだから。

エピソード❹

年長の私の患者のなかに、やさしそうな夫をいつも連れてくる女性がいた。休暇のころにはクッキーを持ってきてくれ、夫は、こんなにおいしいクッキーはどこにもないと請け合ってくれた。彼らが何年も散歩している地域には公園がいくつかあった。ある日、なんの前触れもなく、夫が地面に倒れ、動かなくなった。彼女はパニックに陥りながらも、必死に脈を探り、心臓マッサージをし、救急車を呼んだが、残念ながら重度の心臓発作だった夫は即死だった。

失ったものはとても多かったが、いちばんつらかったのは、ふたりでよく行っていたどの公園にも行けなくなったことだ。最高の思い出がいまでは自分に向けられる武器になってしまい、罪悪感も覚えた。夫のなんらかの変化を感じるべきだったのではないか？何か別のこともできたのではないか？　彼の死を思い出させるものがあると、それがなんであれ、ひどい不眠症に陥り、思い出せない悪夢に悩まされた。何年もたって、状態はずっとよくなったが、それでもまだ公園には行っていない。

これらのトラウマの例はそれぞれ大きく違う。ひとつは罪のない女性に対する意図した攻撃だし、ひとつは耐えがたいほどの痛みであり、ほかのふたつは（片方はゆっくりで、片方はとつぜんの）愛する人の死によるものだ。

これらの出来事には共通する部分もある。ひとつは高レベルのネガティブな感情であり、もうひとつは〝変わってしまった世界〟だ。その出来事のあとでは、世界が劇的に違って感じられる。それまで喜びを感じていた部分がネガティブな感情で満たされると、ほかの部分も同じように変化してしまう。

ふたつ目の例の女性がロッククライミングさえできなくなってしまったのは、ロッククライミングについての会話とトラウマになった出来事が起こった時間が近かったせいだ。飛行機の着陸は私にとって以前は中立的なものだったが、着陸中に血が鼻腔にたまってひどい痛みに襲われてからはそうではなくなった。膵臓という言葉は、いまでは私にとって罪悪感と喪失感に満ちたものだし、年配女性は愛する夫がいなくなって、公園に行くことが耐えられなくなった。

これらは、トラウマが外の世界での体験を変えてしまう例のほんの一部にすぎない。トラウマとなる出来事の性質や深刻さの程度にかかわらず、その前後の物語は大きく変わるのだ。

第2章

トラウマのタイプとポストトラウマ・シンドローム

生命を脅かすようなウイルスに感染した人のなかには、急激に具合が悪くなる人もいれば、病気が全身に広がるまで症状が表れない人もいる。このことを念頭に置いておこう。トラウマにもさまざまなタイプがあるので、それぞれの類似点と相違点を認識し、見定めることが大切だ。

急性トラウマ

急性トラウマは、ほとんどの人が深刻だと考えるような特別な出来事から生まれる。暴漢に襲われた、戦闘中に負傷した、残酷な死を目撃した、ひどい交通事故に遭った、命にかかわる医療的危機が起きた、といったことだ。どの場合も、その出来事によって、人生が大きく変わることになる。

急性トラウマは、恐怖、苦痛、戦慄、激しい脆弱性をともなうことが多く、人生は予測やコントロールが可能だから災害を防ぐことができるという幻想を失わせる。そのような出来事の最中や直後には、人はたいてい取り乱してしまうが、ときには気味が悪いほど落ち着いている場合もある。心のブレーカーが落ちてしまったような、脳をオフラインにしてショックを受けるのを避けようとしているような状態になる。

多くの人は、専門家のケアを受けるより早く、自分の身に衝撃的なことが起こり、人生がそれまでとはまったく違うものになってしまったことを理解する。

慢性トラウマ

慢性トラウマは、大きな出来事ではなく、有害な状況や人物に長期間さらされたことから起こる。戦時の包囲網での生活、子ども時代の継続的な性的虐待、長く続く偏見や人種差別などだ。慢性トラウマに苦しんでいる人が、自分がトラウマ的な状況で生きていることにずっとあとになるまで気づいていなかったり、認識していなかったりすることはめずらしくない。もちろん、脳がトラウマを押さえつけ、意識の底に隠している場合もある。人間は苦しみを意識したまま生きていくのには耐えられないからだ。

トラウマはずっと水面下に押さえつけようとしている空気の入ったボールのようなものだ。ボールを押さえつけておくにはかなりの力が必要で、ときには思いきり表面に飛び出してくるために、自分が傷ついてしまうこともある。

とりわけ、慢性トラウマは継続する自信喪失、絶望、不安、恐怖、世界に対するネガティブな気持ち、恥の感情（恥については第3章で詳しく述べる）につながる。急性と慢性のトラウマはどちらも恥の感情を引き出すが、慢性トラウマは恥をうまく隠す。

私はよく、緊急治療室やクリニックで会った、虐待的な生活状況から逃げたいと思っていた人たち全員のことを考える。彼らの多くは必要としている治療を受け、慢性トラウマに対処するための助けを求め、実りある人生を生きるために前に進む。だが、残念ながら、あまりにも多くの人が虐待を与える人のもとに戻るか、別の虐待的な人との関係を始めてしまう。

その理由は、慢性トラウマが人間をだまして、ほかに選択肢はないとか、自分がそれよりいい人生にはふさわしくない人間だと思いこませるからだ。

ときには、よりよい人生を求めることさえ、なんとしても避けなければならない残酷なごまかしのように感じてしまう。目の前にある食べ物を何度も奪われた人が、飢えているのに食べようと思えなくなってしまったようなものだ。

代理トラウマ

私たちには、他者の気持ちを感じ、愛と思いやりを差し出して相手を癒やすというすばらしい力が備わっているが、反対に相手の苦しみを吸収して傷ついてしまうこともある。医大での悲劇がいくつか頭に浮かぶ。そのことを考えると、記憶があまりにも強烈で、自分に起こったこととほかの人に起こったことの境界線がぼやけてしまう。

代理トラウマによって、最初に対応した人や、人を助ける職業の人たちが苦しむことになるが、これは人の苦しみから目をそらさない思いやりのある人にも影響する。

人といっしょにいることで、相手の苦痛や孤独をやわらげることもあるが、彼らの恐怖を取り入れてしまうこともあり、その恐怖によってトラウマの直接体験に似たものが心に刻みこまれる。もちろん、思いやりのある人がみな、個人的に外部の苦しみに影響されるわけではないし、少なくともまったく同じ影響を受けるわけではない。ある人物が自分で経験したトラウマの種類と、その人の感情的なコンパスの精度によって、影響は違ってくる。

ポストトラウマ・シンドローム

トラウマの長期的影響について考えるときには心的外傷後ストレス障害（ＰＴＳＤ：Post Traumatic Stress Disorder）のことを思い浮かべることが多い。ＰＴＳＤはメディアでよく使われるようになった頭字語で、多くの人がその意味を正確にはわかっていなくてもトラウマと結びつけている。しかし、ほとんどの人が気づいていないのは、ＰＴＳＤはトラウマから発生する継続的な問題のなかのひとつにすぎないということだ。

トラウマの長期的影響についてもっと有意義なかたちで考えるためには、〝ポストトラウマ・シンドローム〟という概念を考えるべきだ。**ポストトラウマ・シンドロームという言葉で、私はトラウマが起こったあとの人生にネガティブな影響を与える多数の問題と、ＰＴＳＤがそんな問題のひとつにすぎないことを示している。**

ポストトラウマ・シンドロームは、急性でも慢性でも代理トラウマでも起こる可能性がある。治療は可能だが、ポストトラウマ・シンドロームは、それに苦しむ人や家族や友人、治療にあたる人にも認識されないことが多い。そしてそれが認識されるまでは、通常は悪化していく。

以下に挙げたのは、ポストトラウマ・シンドロームの要素であると定められている七つの基準だ。最初のふたつはトラウマの体験を記しているが、残りの五つは自分や他者のなかに認識できる症状を記している。

❶発覚

この基準は単純に見えるかもしれないが、かならずしもそうではない。急性トラウマは認識しやすいことが多いが、慢性や代理トラウマは突きとめることが難しい場合があり、否定的要因が組みこまれている場合はとくに難しい。

自分がトラウマを抱えていることを認められない場合があるのは、トラウマから生まれた恥によって、それを認めれば事態がさらに悪化すると考えてしまうからだ。

恥はそれ以外にも、起こったことは自分の責任で、人には信じてもらえないだろうとか、悪く取られるから黙っているべきだとか、人生のポジティブな面にだけ集中すべきだというような考えを押しつけてくる。恥はたえず理由を持ち出してきて、トラウマにとらわれつづけるように仕向けていく。

❷追体験

トラウマの追体験とは、過去に起こったことに悩まされつづけるということだ。なかにはほかよりも顕著に表れてくる場合もある。ときには、トラウマが頭のなかに入りこんできて、思考や感情を変えていく様子がはっきりわかることもある。これは、急性トラウマのあとで顕著に起こる。

わかっているのは、私たちはトラウマを経験すると変わってしまうということだ。最悪なのは、自分の本当の姿がよくわからなくなり、わかっていると思っていた自分自身から切り離されたように感じる。道に迷ったような感覚に支配され、コントロールを取り戻そうと必死になり、その経験から生まれる恐怖がさらに大きな恐怖と恥を生み、トラウマの追体験をさらにあおる。

結果的に、現実を認めて、助けを求めることがいっそう難しくなる。その恐怖を水面下に押しやり、前に進み、消えてくれるのを願うのは、その瞬間には簡単で、安全に思えることも多い。だが、状況が見えにくくなると事態はより困難になる。慢性および代理トラウマでよくあることだ。因果関係をはっきりさせるのは簡単にはいかないかもしれない。

何が起こっているのか、なぜそんな思考や感情を抱いているのかを理解していない場合もある。自分が決めたことに驚いてしまうことさえある。

❸過覚醒

私たちにはみな危険に対するセンサーがあり、それは自分の内外の状況で見えるもの、聞こえるもの、感じるものをたえず検査している意識の下にある。読書や映画鑑賞などのリラックスできる活動をしているときでも、予期せぬ影を見たり、隣室で怪しげな音を聞いたりしたら、危険センサーがすぐにそれを知らせてくれる。その目的は私たちを守ることだが、危険が警戒心を呼び覚まさないかぎりは、意識的な心の部分に立ち入ってくることはあまりない。

しかしトラウマを抱えていると、その危険センサーが過活動で過覚醒になり、〝いまの瞬間〟の物事が危険で間違っているとたえず知らせてくる。もともとのトラウマを防げなかったことを危険センサーが察知しているかのように、その埋め合わせのためにつねに活動してうるさく知らせてくるような状態だ。だが、オオカミ少年のように危険センサーがつねにアラームを鳴らしていたら、そのうちに脳は疲弊し、偽物の危険と本物の危険の違いがわからなくなってしまう。

過覚醒はまた、緊張が継続し、楽しみや気楽さが減り、危険な行為が増え、高血圧、心疾患、発作、がんといった健康問題も引き起こす。

❹不安の基準値の上昇

過覚醒は具体的には脳の危険センサー機能が過活動になることだが、トラウマは不安の基準値も上昇させる。ここで使っている不安という言葉は、緊張ととまどいといった内的感情のことで、健康的な対処スキルによって苦悩に向き合う能力を低下させるものだ。

不安はまた、忍耐力、試練に直面したときに自信を維持する能力、動揺したり疲弊したりしたときに自分を落ち着かせるための能力をも低下させ、私たちの対処スキルにネガティブな影響を与える。不安の基準値があがるほど、対処スキルが使いづらくなる。運動不足で、関節や筋肉がこわばっている状態と似ていなくもない。そんな状態だと、危険な道から飛び出さなければならなくなっても、あまりうまくいかないだろう。

それに加えて、不安の基準値が上昇すると、苦悩への耐性が低くもなる。苦悩への耐性とは、苦しみに耐える力のことで、これがあればまだ対処スキルを使って健康的な決断ができる。

苦しみは、トラウマの生々しい記憶から立ちあがる。それは心のなかで何度もよみがえり、失敗や気まずい思いを恐れる気持ちのなかで起こる。外部からの苦しみの例としては、振る舞いがかつての虐待者を思い出させるパートナー、いじめや偏見の経験、職場でのセクハラなどがある。

苦しみがどのようなものであれ、それにうまく対処するためには、健康的な思考、思いやり、賢明な決断という戦略が必要だ。

トラウマは人の内面にある「競技場」をすっかり変えてしまう。アスリートが不利な条件（泥だらけの競技場や強風など）ではいいパフォーマンスができないように、トラウマがもたらす数々の影響のせいで神経系のコントロールパネルが故障して機能しなくなったら、私たちも最善を尽くすことはできない。アスリートの場合はコンディションが通常の状態に戻れば最善のパフォーマンスに戻ることができるのに対して、トラウマは心身にネガティブな変化を起こす可能性を高める。

❺気分の基準値の下降

気分と不安は強くつながっている。これまでに挙げた、トラウマの発覚、追体験、過覚醒は、不安のレベルをあげるとともに気分のレベルを下げる。トラウマに苦しんでいるときは、回避行動を起こしたり、孤立したりする傾向があり、結果的に、それまで楽しめていたことが楽しくなくなる。テープを早送りしてその先がどうなるかを知るのは簡単だ。トラウマにさらされる前には想像もできなかったような言葉で、自分のことを語る人に何度会ったことだろう。かつては社交的だった人が、自分のことを「みんなに嫌われていて、いるからおとなしくしてるんです」と語るようになる。もともと周囲から好かれていて、社交的だった別の患者は、「誰とも仲良くなれないから、仲良くしようとしても無駄なんです」と語った。

どちらのケースでも、そんな言葉を発したことに本人が驚いているように見えた。あとになって考えても、その言葉が間違いだったのか、トラウマによってどこかの時点で本当のことになってしまったのかわからなかった。これも、トラウマが不安を植えつけ、気分を低下させ、私たちをだますやり方のひとつだ。

❻不適切な睡眠

トラウマはあらゆる角度から睡眠を攻撃してくる。眠りにつくまでの時間を長くし、夜中に目を覚ます回数を増やし、睡眠の長さと質を低下させる。これは明らかに幸福と健康に害を与えるものだ。疲労は怪我や事故の増加につながるし、「眠らなければ」という焦りは不安と恐怖をさらに高める。そこからさらに、決断があいまいになり、回避行動が起こり、孤独と落胆という恐れていたことが現実になる可能性がある。心身の健康状態が低下し、両者がたがいにネガティブな影響を高め合う場合もある。

質の悪い睡眠は、非生産的でネガティブな思考を繰り返す「反芻《はんすう》」にもつながる。うまくいくはずがないだとか、私はひどい人間だとかいった考えをひとりで繰り返していれば、ますますそれを信じるようになり、そのような誤った信念に基づいて行動するようになる。

とりわけ、そんな反芻が意識的でも無意識でも起こっているときの悪影響は大きい。夜中にはっきりと目が覚めてしまい、ネガティブなことを繰り返し考えていると、目を覚ましてみじめな状態でいることがさらにつらくなり、そんな反芻が眠っているあいだにも何時間も続いていたことにすら気がつかない。言うまでもないが、これでは睡眠の回復機能は破壊されてしまう。

❼行動の変化

これまでに挙げた基準の多くで「行動が変化する」と述べてきたが、行動の変化そのものもカテゴリのひとつにすべきだと考える。なぜなら、行動の変化というのはあっという間に増加・拡大し、それによって、やがて逃げ道がないような、どこかもわからない場所に連れていかれてしまうからだ。

言い換えれば、トラウマは、その程度もリスクもダメージも自分では理解できないまま、私たちを違う人間に変えてしまう。トラウマを経験したあとで自分がどんなに変わってしまったかという話をする人は多く、誰もがかつての自分の長所を見つけ出すのに苦労している。

私たちの行動は、自分自身に対する思考や感情に影響を与え、反対に思考や感情は私たちの行動を変える。トラウマを抱えて過ごすのは、ちょっと〝間違っている〟地図を使うようなものだ。そんな地図に従っていたら、目的地まで遠まわりしながら進むことになり、たいていは混乱して迷子になってしまう。

ポストトラウマ・シンドロームに苦しむ人は、これら七つの基準をすべて経験するかもしれないし、最初のふたつと、それ以外の基準が組み合わさったものだけの場合もあるかもしれない。

いずれにしても、これらの基準は人を変え、不幸を生み、苦しみとリスクを増加させ、気楽さと回復力の低下をもたらす。このようなネガティブな変化は、私たちの存在そのものの基盤を攻撃してくるのだ。個人としても集団としても、これは私たちが直面している大きな問題だといえる。

トラウマに本当に打ち勝ちたければ、このようなトラウマの影響に注意を向けなければならない。

●つらい決断／エピソード

ずっと昔、妻と私は短い休暇の計画を立てた。のんびりした場所で過ごす長い週末だ。ふたりとも、休暇を心から必要としていた。日中（そしてときには夜のあいだでも）つねに緊急の電話やポケベルに応えなければならないという責任から一時的に逃れたいという気持ちだった。ほかの医師に代理を依頼していても、自分の患者が絡んでくるような緊急事態が起これば、やはり私に連絡が来る。

仕事を離れた初日はすばらしかった。天気は最高で、ふたりで外でくつろいでいると、やがて日が暮れてきた。そのときに電話が鳴った。

集中治療室の医師からで、その人は移植チームで緊急時の判断を担当していた。私の患者が薬の過剰摂取で、移植を受けなければ死んでしまう状態になっていた。その若者の過剰摂取の直接の原因が病気によるものであれば（つまり、混乱していたために薬をのみすぎたのだとしたら）、数時間以内に移植を受けられるとその医師は説明した。

だが、自殺しようとして過剰摂取をしたのであれば、生きるために必要な臓器を移植してもらう資格が与えられない。

とはいえ、はっきりしたことは誰にもわからなかった。そこで、過剰摂取の原因についていちばんわかっているであろう私の意見が求められ、私の意見によって次にどうするかが決められることになったのだ。移植の判断担当者は、「移植の順番を待っている人はほかにもいる」と念を押した。みな、移植しなければ死んでしまうほど重篤な人たちだ。

私はその医師に考える時間を二十分くれと言ったが、もう答えはわかっていた。その患者はかなり症状が重く、何度も自殺しようとしていた。今回もこれまでの自殺未遂とまったく同じような状況だった。

医師からまた電話がかかるのを待っているあいだに、また電話が鳴った。患者の母親だった。それまで彼女とは話したことがなかったが、私のことは知っていたし、状況もわかっていた。母親は必死になって、息子は自殺しようとしたのではない、間違っただけなのだと、移植チームに言ってほしいと懇願した。先生の本業は患者を助けることなのだから、移植の判断担当者に本当のことを言ったら、先生が息子を殺すようなものだと。

数分後、私は医師に電話し、自分の考えを話した。あれほどふたつの責任に引き裂かれたことはなかった。ひとつ目は患者とその母親、ふたつ目は移植チームとその臓器を待っている誰かに対する責任だ。私の患者は亡くなり、移植はほかの人に行われた。その休暇について、それ以外のことは何も覚えていない。

たいていの子どもは、将来どんな人になりたいかという夢を抱く。宇宙飛行士だったり、先生だったり、消防士だったりするが、それらは誇りや満足や重要性を持った役割だ。苦しみを終わらせるために、ひどく悲惨で苦しい思いをして、自分の命を絶とうとすることを夢見て成長する子どもなどいない。そんなのは不自然だ。

自分の命を絶つことを考えるのは、青少年にとっても、大人にとっても不自然だと私は思う。苦しみを完全になくすことはできなくても、やわらげる方法はきっとあるはずだ。

トラウマのもうひとつのたとえは雨、それもやむことのない雨だ。最初は小雨だと思っていても、防ぐものが何もなければ、ずぶ濡れになってしまい、水はそのあともまわりにたまりつづけ、最後には悲しみや苦しみの川に押し流されてしまう。それが私の患者に起こったことだ。あの気の毒な若者は、逃げられない激流に流された。トラウマの川は彼がまだ生まれてもいないときから決壊しそうになっていたのだ。私も同じ気持ちだった。その日はその川に胸までつかっていたが、彼の母親の苦しみに比べれば、なんでもなかった。

トラウマの大洪水が起きた場合、一晩で干上がらせることはできない。だが、他者と協力すれば、おたがいを乾いた状態にしておくことはできる。協力すれば、もっと高い土地が見つけられる。

●振り返り

つらい決断をしなければならなかったときのことを考えよう。ほかの人の人生に深く影響を及ぼすような決断だ。その決断はあなたにどう影響しただろう。そのときからずっと抱えているかもしれないトラウマはどんなものだろう。自分の決断から来る苦しみをやわらげるものはなんだろう。

第3章 トラウマの「共犯者」を追い払うには

トラウマは単独で活動するわけではない。どんなタイプのトラウマにも、その活動を助けるさまざまな共犯者がいる。そして、そのトップにいるのが恥だ。**恥はトラウマのいちばんの子分だと私は考えている。最悪の汚れ仕事をしつつ、トラウマのほかの取り巻きたちの監督もしている悪党だ。**

「恥」という感情がトラウマを加速させる

第1章の最後で紹介したトラウマにまつわる四つのエピソードを思い出してほしい。どの話にも、複雑にもつれた感情と、世界が変わったという感覚があった。これが恥への道を開くトラウマの要素だ。外からだと、かかわった人たち（私も含めて）が恥を感じる必要などほとんどないように見えるが、トラウマを体験している人は、普通そうは感じない。そして意識的に恥をやわらげる努力をしないかぎり、計り知れないダメージを受けることが多い。

自分の見通しの甘さや力不足を嘆く人は驚くほど多いし、私自身、同じことを何度も繰り返してきた。確かに、前もってきちんと考えておいたり、計画を立てておいたりするのは重要だ。

だが人は、自分ではコントロールできない状況に陥ったときほど自分を責めがちだ。自分を責めるほうが、状況を理解するより簡単だからだ。そして、「危険に気づくべきだった」「彼女が亡くなる前にもっと愛していると伝えるべきだった」「あんなことをすべきじゃなかった」「こんなふうに感じるべきじゃない」という考えが生まれると、そこに恥が入りこんでくる。

このように恥がベースになっている考えは、トラウマによる絶望感と無力感から生まれると私は考えている。私たちは自分自身や外の世界を変えたいと思うが、**恥は私たちを自己迫害という誤った方向へ導く。**こうなると、健康的な決断を下す能力を高めることはほぼできなくなる。世界を安全に住める場所にしたいと思っても、そうするための最善の方法を見分けるのは大変だ。

とはいえ、トラウマとその共犯者による苦しみがあるからといって、実際に絶望したり無力になったりするわけではない。この章では、自分を助け、ほかの人からのやさしい援助を受け取るための〝解決策〟をいくつか紹介したい。

あなたが健康になれば、私たちも健康になる

トラウマと恥は、私たちが生活を向上させるためにすることにも、しないことにも影響する。よりよい仕事を求める？　虐待関係から抜け出す？　禁煙する？　身体にいい食品を食べる？　恥に支配されているときは、不健康なほうの答えを選びがちだ。

そのうえ、自分を信頼したり、自分はよい人生を送るのにふさわしい人間だという考えを持てなくなったり、忍耐力や自制心が薄れたりする。恥があなたの進む道に障害物を投げつけ、そのために視野が狭まってしまうからだ。

さらにやっかいなのは、トラウマの結果として生じる恥が、ほかの人、とりわけ親しい人の人生にも影響を与えるということだ。恥によってそういう人たちとの関係が切れると、内面の苦痛が他者に対する怒りや欲求不満に変わる場合が多く、それはとくに自分にあま

り気を配っていない場合に起こる。

場合によっては、自分だけでなく、ほかの人を激しく罰してしまうこともある。そうすることで、自分には力があり、弱い存在ではないと感じようとするのだ。〝虐待が虐待を生む〟とよく言われるのはそのためだ。

もちろん、虐待のトラウマを抱えている人のほとんどは他人を傷つけなどしないが、虐待された人が強い怒りと弱さを感じて、そんな感情にどう対処していいかわからなくなるのは驚くことではない。だからこそ、虐待によって苦しんでいる人を全面的に支え、思いやりを持って接するために、できることはなんでもしなければならない。

単純にいえば、より健やかな私がより健やかな私たちをつくり、より健やかな私たちはより健やかなあなたをつくるのに大きく貢献する。これを念頭に置き、トラウマ伝染病を治し、トラウマの共犯者たちを追い払う解決策を次に挙げる。

〈共犯者：恥〉

解決策：心の声を明らかにする

自分の心の声に注意を向けよう。実は、理由もなく自分に対してひどい感情を抱く人は驚くほど多い。患者に自分の心の声を分析するように言うと、自分に対してネガティブな言葉を繰り返す癖があると報告されることが多い。「私は負け犬だ」とか「誰も私のことなんか好きじゃない」といったことだ。このようなタイプの心の声を明らかにしてもすぐには変化を起こせないかもしれないが、最初のステップには適している。

解決策：恥の要因をほかに見つける

トラウマ的な出来事について恥ずかしさを感じたら、それが本当にあなたの恥なのか自問してみよう。トラウマ的な出来事、なかでも虐待が絡むケースでは、恥の感情が生まれるのは仕方ないかもしれない。しかし、その感情を背負うべき人物はあなたではない可能性が高い。恥の感情は、私たちに罪を負わせようとするが、ときにはその罪を別の方向に向けさせる、あるいは完全に無視することもできるのだ。

〈共犯者：セルフケアの不足〉

解決策：人間にとってふさわしいことを明らかにする

生活をするうえで、人間にとってふさわしいと思うことを書きとめる。自分にというわけではなく、どんな人にとってもということだ。そのリストには〝健康的な三度の食事〟〝信頼性の高い事〟〝自宅で恐怖を感じない〟というような項目が入るかもしれない。これらを書くことで、自分に足りていない基本的なことがわかり、自分を救うために何ができるか、なんらかの考えが浮かぶかもしれない。

解決策：自分がどう変わるかを表現する

魔法の杖を使って生活をすっかり変える能力があれば、どれだけ変わるだろうか。変わりはじめるために、どんなことができるだろうか。

〈共犯者：危険な行為〉

解決策：動機を探る

危険な行動に出てしまう理由をじっくり考えてみる。傷つくため、それとも死ぬため？　自分を傷つけた人を罰するため？　自分自身を罰するため？　危険な行為が何かつらいことから気をそらせてくれるから？

解決策：衝動を探る

危険な行為を通して自分が何かを証明しようとしているかもしれないと考える。行為がなんであれ、それによって自分やほかの誰かに何かを証明しようとしているかどうかを確認する。その人はもう自分の人生にいない人かもしれない。

〈共犯者：不眠〉

解決策：心身のリラックス

斬新的筋弛緩法は、足から順に頭の上まで身体をリラックスさせる方法だ。個々の筋肉を緊張させてから弛緩させてみよう。足から始めて、徐々に頭のほうに向かうといい。こうすることで、緊張している部分のストレスを解放し、自分では気づいていなかった緊張状態もわかるようになる（そうすることで、リラックス方法を学ぶことがさらに重要になる）。

解決策：想像力を駆使する

この解決策には、五感をすべて組みこんだ想像力を使うことを勧める。その点では、ビーチを思い浮かべるのが最適だ。水を見て、波の音を聞き、潮風のにおいと味を感じ、砂の感触を味わうことを同時にやれば、すべての感覚を使い、より穏やかで、眠りを誘う状態に心を導いてくれる。

〈共犯者：気分の落ちこみ〉

解決策：心身ともに動かす

身体と脳を積極的に使いつづけるか、可能であれば活動レベルを高める。運動をしたり、新しい身体の動きを身につけたり、読書やパズル（クロスワードや数独など）に取り組んでみよう。どれも気分を高めてくれるすばらしい方法だ。

解決策：ストレス要因を探る

自分の人生でいま何が起こっているのか、そしてストレスの原因は何なのかをリストアップしてみよう。そのリストを分析すると、ポジティブな変化につながる道筋が見つかる場合が多い。

〈共犯者：不安〉

解決策：ニュースを見ない

不安を高める要因に多いのが〝ニュースの過剰摂取〟だ。ニュースはたいてい、痛ましい話を立て続けに流す。その多くがあまりにも身につまされるものだ。時間を制限したり、特定のトピックを避けたりして、ニュースへの接触を減らせば、不安と緊張の基準点を下げ、対処しやすくなるかもしれない。

解決策：不安を駆り立てるものを特定する

自分の手に負えないような不安を感じはじめたときのことを思い返す。そのとき人生で何が起こっていたのか。なんでもないように思われることが大きな影響を与えている場合もあるので、ささいなことが過去のトラウマを思い出させるトリガーになることは多い。たとえば、フェンダーがへこむ程度の軽い衝突事故が過去の大きな衝突事故の記憶を引き起こすという具合だ。小さな事故は問題なくやり過ごすことができるが、それによって喚起された記憶が意識の水面下で激しく暴れ、不安の洪水を起こす場合もある。

〈共犯者：免疫力の低下〉

解決策：心身のケア

私たちの免疫系には健康な食生活、運動、適切な量の睡眠が必要だ。食生活や運動方法や睡眠習慣を少し向上させるだけでも免疫力は高まる。

〈共犯者：悪夢とフラッシュバック〉

解決策：助けを求める

なんらかのトラウマの共犯者に苦しんでいるのなら、家族や友人やプロに助けを求めるのも手だ。そのほうが、自分だけで対処するより効果的なこともある。とくに、ある種のトラウマにともなう悪夢とフラッシュバックに関しては、ひとりで対処することはけっしてお勧めしない。熟練の心理療法士はとても貴重な存在だし、私のような精神科医が勧める安全な方法に従えば、起きているあいだも寝ているあいだもつきまとう嫌なイメージや記憶による苦しみを減らせるかもしれない。

●人との本物のつながりが助けてくれる／エピソード

精神科医の研修中、数人のすぐれた監督医師に恵まれた。私が複雑な症状を抱えた患者（私にこの仕事への向き合い方を教えてくれた患者たちだ）の担当になったときに、いつ磁気共鳴画像（ＭＲＩ）の指示を出すかとか、特定の薬や治療手段の最適な使い方などを学ぶ助けになってくれた。

私は、禁酒したいともがいている若者の担当になった。当時、彼は命にかかわるような飲み方をしていたが、それ以前には、長期間にわたって適量を守った飲酒を続けていた。むしろ、野球の練習のあとに仲間と飲むビール以外の酒はあまり飲まなかった。とにかく、野球が大好きだったのだ。

彼は子どものころにアメリカに移住してきて、おばとおじといっしょに暮らし、なかなかなじめずにいた。おばとおじは甥のために最善を尽くしたが、内気で居心地が悪かった彼は苦労していた。いちばん彼に優しくしていたのはおばで、甥が何かを成し遂げるといつも誇らしげな笑みを浮かべていた。おばが話せたのは四半世紀前にあとにした祖国の言葉だけだったので、彼が英語を使ってアメリカでの生活を助けていた。

十代のときに野球に出会ったことで、彼の生活は一変した。体育の授業で全員がいろいろなポジションで参加させられるまで野球をやったことはなかった。自信がなく、スポーツ向きの体格でもなかったので、とまどい、のけ者にされるのではないかと思ったが、驚いたことにやってみたらとても上手にできた。しかも、フィールドで大活躍しただけでなく、作戦や戦略を立てることもうまかったので、いつしかリーダーを務めるようになった。

その結果、これまで切望していた尊敬を仲間から得られるようになり、いままで彼の存在など気にも留めていなかった女の子たちからも注目されはじめた。彼はますます野球にのめりこんだ。練習にも熱心に打ちこみ、仲間の意欲を高めたので、チーム全体が活気づき、さらに多くの勝利を収めるようになった。おばやほかのファンたちが練習や試合をスタンドから見学し、彼のおかげで、その人たちも元気が出て励まされた。

自信がつき、社会生活や仕事もうまくいき、彼は自分の居場所を心地よいものと感じていた。それがとつぜん変わったのは、命の危険をともなうような病気にかかったためだ。命は助かったものの、それまでのように身体を動かせなくなり、もう野球ができなくなった。彼は絶望に打ちひしがれた。野球がすべてのものを与えてくれたと思っていた。本当は、野球は彼が自分を表現するための手段にすぎなかった。リーダーシップも、知性も、周囲を鼓舞する能力も、ユーモアも、彼がもともと持っていたものだったのだ。しかし、彼はそのことに気づいていなかった。

失敗した自分を罰するために彼は酒を飲んでいた。病気を自分の失敗だと考えていて、アルコールを使って自分の命の終わりを早めていた。自分には彼を助けられる力などないと私は思っていたが、ある監督医師（ほかの人とは違う解決策をよく見つける人だった）が、状況をすっかり変えるような深い提案をしてくれた。監督の提案はいたってシンプルなものだった。「あの患者に何か教えてもらいなさい」

その日の午後遅く、私は診察室にすわって、自分が何を見落としていたかについて考えた。私には全体像が見えていなかったのだ。私の患者は恥じ、無力感を抱いていた。そして、彼の目から見たら丈夫で健康体の私が彼を助けようとしているのを見て、無力感をいっそうつのらせていたのだ。私は彼から何かを学ぶことにした。彼が私に教えて誇りを感じられるようなものを。

数週間後、彼はおばと話すときに使っていた言語から単語をいくつか教えてくれた。私はうまく発音でき、短い文をいくつかつくることもできた。簡単ではなかったが、彼の熱意と励まし、私の問題がどこにあるかを理解する能力、随所で的確な指摘を与えてくれるスキルに助けられた。彼の忍耐力とユーモアのセンスとともに、私がうまくできると彼の気分がとてもよくなっていることにも助けられた。

八週間ほどたったころ、彼のおばもセッションに参加するようになった。私がたどたどしくも彼女の祖国の言葉で挨拶するのを見て、彼は誇りに満ちた表情を浮かべていた。彼は上手に私を助けてくれた。私と彼は、尊敬できる年長者にいいところを見せようとしているふたりの若者のような気分になった。彼女はとりわけ、担当医に言葉を教えてあげた甥を誇りに思っていた。その後、私たちはようやく彼の飲酒量を減らすことができた。

私は彼から学び、その過程で、彼は私に助けてもらえるようになったのだ。誰でも自分のなかに大きな可能性がある。誰でも自分の興味を探求し、まわりの世界について学び、自分の可能性を認識する機会が与えられるべきだ。同時に、誰でも恥や失望を感じやすく、思いやりを受けるべきときに自分を罰し、あきらめてしまう。**誰でもときには助けが必要で、どんな人にでも心底助けが必要なときがある。**とてもありがたいことに、**自由に使える最強のツールは、人との本物のつながりだ。**磨きをかければ、私たちを助けてくれるすばらしい道具になるのだ。

●**振り返り**

まず、恥や自己判断のせいで好きだったものをやめてしまったときのことを考えよう。人生からその活動を失ったときはどんな気分だった？　今度は、つながりの力が自分のよりよい性質を思い出させてくれたときのことを考えよう。誰が思い出させてくれた？　どうやって？

恥がいちばん活動するのは闇のなか

これについては第10章でもっと詳しく説明するが、恥というのは〝情動〟であって、情動というのはただ感じるしかないのだということだけ言っておこう。

もし誰かがあなたに飛びかかって、地面に押し倒そうとしてきたら、恐怖か怒りか、あるいはその両方を感じるだろう。しかし、そのような情動は、あなたが意識するより前に生まれているはずだ。**心と身体は、あなたが認識するより先に何が起こっているかわかっていて、あなたの意識よりずっと早く反応する。**最初に反応があり、次に来るのが反射だ。

情動には力がある。考えて選択するという私たちの能力をどこかに押しやってしまう。進化と生き残りという視点で考えれば、情動は私たちを守ってくれるもののはずだが、ときには驚くようなやり方で私たちに逆らってくる。恥もそのひとつだ。恥は、自分や世界に対する私たちの考え方や信念をこっそり変えてしまう。

第1章で、公表されている死因、つまり表面的な物語が、実際の原因であるトラウマとは違う場合が多いと記した。本当の死因が公式報告に書かれている死因を導いた場合もあれば、本当の死因だけが唯一の理由である場合もある。そういうときは必ず、恥とその共犯者がかかわっている。早すぎる死の場合、〝どのように〟亡くなったのかを調べるより〝なぜ〟亡くなったかを調べるほうが多くのことがわかる。

そして、〝なぜ〟の理由の多くはトラウマだ。トラウマがいかに死と結びついているかを知れば、きっと誰もが驚くだろう。さらに、そうしたトラウマはたいてい恥をともなっている。

トラウマのひそかな教え

子どもたちはたえず学んでいる。きちんとした知識を身につければ、それらは自分のなかに刻みこまれ、世界を判断するレンズが形成される。大人になってからも同じことが起こるが、一般的には、若ければ若いほど、深く刻まれ、レンズは強くなる。

私たちは教えられたこと、観察したこと、経験したことから学ぶ。トラウマの場合にそれがどのように起こるのかの例を挙げておく。

● ある幼い少年が何かを自慢しようとして父親のもとに駆け寄る。父親はにっこり笑って、いい成績を取ったり、得点をあげたりした息子に「さすが私の息子だ！」と言うこともあるが、息子を押しやったり、平手打ちまで浴びせたりすることもある。息子は何度も何度もどうやったらよい反応が得られて、痛い目に遭わないかを考えようとするが、わかっていないのは、父親がアルコール依存症だということだ。父親の反応をコントロールできないこと、つねにいい反応が得られないということから、息子は「理由はわからないけれど自分は悪い子に違いない」と思うようになる。

- ある幼い女の子は家で愛されて育ち、子どもが欲しがるようなものはなんでも与えられている。だが、時間がたつにつれ、そういうものは、家の外の世界ではそんなにいいものではないとわかってくる。自分の肌の色は学校のほかの子たちとは違い、学校では、自分が変なものを食べて変わった服を着ていると言われる。さらに悪いことに、誰も彼女と遊んでくれないし、平気で彼女の陰口を言う子もいる。その女の子は感じよくして、みんなになじもうとするが、何も変わらない。やがて、ほかの人たちの考え方に影響され、自分の家にある「いいもの」は、本当は全部「悪いもの」で、自分も同じように「悪い人間」だと思うようになる。

このような例では、子どもたちは自分が悪者だという思いこみにとらわれ、自分と世界の見方がゆがんでしまい、チャンスが排除され、生活から活気が失われてしまう。つまり、恥によってレンズがゆがめられたのだ。

●ある思春期の少年の家にはものがあまりなく、両親は自分たちが貧乏なのはほかの人がいい仕事を全部奪ってしまったからだとつねに怒っている。両親は、その人たちはよその国で生まれたのだからここにいる資格はなく、神の教えに反することを信じていると言った。自分たちにはもっと多くのものを得る資格があり、息子が欲しがっているスニーカーや自転車や携帯電話を買ってあげられるはずなのに、よその国から来た人たちのせいでそれができないのだと言う。少年は学校のほかの生徒よりも身体が大きく、ほかの子たちを押したり殴ったりすると気分がいい。そもそもこの国にいる資格のない家庭の子たちをやっつけるととくに気分がよくなる。自分と家族は善良なのに、世界は不公平で、世界が不公平だから、自分の家族は持つべきものを持てないのだと学ぶ。だから、ほかの子、とくに悪い子たちをいじめてもいいのだと。

ほかの人よりもすぐれていると教えられ育った子どもは、ほかの人の苦しみを受け入れないというレンズをつくる。そして、自分たちが迫害されているために持つべきものを持てないのだと教えられると、そのレンズは怒りと恥とで曇ってしまう。恥の感情が生まれるのは、彼らがトラブルを起こしやすく、学校での成績が悪く、そのために悪い子で問題児だとされてしまうためだ。そして迫害されているという信念は、他者への迫害につながり、それがさらなる恥を生み、そこからさらに迫害されているという感情が生まれる。

- ある思春期の少女は、学校でいい成績を取るために一生懸命勉強する。スポーツや近所でのボランティア活動にも打ちこむ。家族と友人はいつも支えてくれ、彼女がやったことを褒めてくれるが、最近身体つきが変わってきた。そんな変化は学校の生徒みなが気にしていることのようだ。いつもいっしょにいた女の子のグループが彼女を避けるようになり、馬鹿にするようになる。男の子のなかには彼女には理解できないことを言ったり、触ってはいけない場所をつかんできたりする子もいて、誰もそれを止めてくれない。

結局のところ、成績やスポーツやボランティアなんて大事なことではなかったのだと、彼女は学ぶ。あるいは、友だちだと思っていた人を信じてはいけないとか、自分が嫌なことをされていても誰も助けてくれないといったことを学ぶ。そして、自分の身体や自分の存在そのものを否定するようになる。

自分自身や、自分が大切にしていることとは違う尺度で評価されてしまう若者は、混乱と落胆で曇ったレンズで世界を見るようになる。すると、自分のアイデンティティや性質を正確に評価することがとても難しくなり、さらなる恥と絶望を生み出してしまう。

- ある思春期の少年は、勤勉で、スポーツでも勉強でもいい成績を収めている。しかしあるとき、スポーツのチームに来た新しいコーチに触られたくない場所を触られ、秘密にしておかなければチームから外すと言われる。そんなふうに触られると、混乱し、怖くなる。別の方法、もっと練習するとか、もっとゴールを決めるといったかたちでコーチを喜ばせようとするが、何をしても触るのをやめてくれない。自分が何かに一生懸命になっても関係ないのだと学び、こんなに混乱して怖がっている自分が悪いのだと学ぶ。こんなに目をかけてやっているのに感謝していないとコーチに言われた言葉を信じてしまう。

信頼していた大人からの虐待を受けた若者は、混乱と落胆というレンズを通して世界を見るようになるかもしれない。そうなると、彼らの目に映る世界は、確実にゆがんでしまう。さらに、自分自身の像までもが恥と絶望によってゆがみはじめる。

- ある女性は、勉強を頑張り、大学を出てすぐに夢見ていた仕事につく。仕事に身を捧げ、高いレベルに達するために時間や睡眠を犠牲にする。初年度の業績評価が出たあと、同僚たちと出かけ、自分よりも業績の悪かった数人の男性が自分よりも給料があがったことを知る。自分よりも長くそこで働いている数人の女性と話すと、そんなのはよくあることだし、会社で昇進したいのだったら騒ぎは起こすなと言われる。努力はかならずしも報われないということを彼女は学ぶ。努力するのをやめ、仕事が楽しくなくなり、野心とともにキャリアもしぼんでいく。

こんなふうに面目がつぶされ、価値をおとしめられた人、とりわけ公正なことが行われないのだと知らされた人は、落胆と幻滅でひびの入ったレンズで世の中を見るようになるかもしれない。そのレンズは、その人が手にできたかもしれない成長の糧や励ましの光を消してしまう。最後には、自分に価値があると思っていたこと自体、世間知らずな甘い考えだったという「恥」まで押し寄せてくる。

- かつて父も祖父も働いていた工場に勤務する男性が、昇進して監督になった。工場の業績はここ数年落ちこんでいて、やがて恐れてはいたものの避けられると思っていたことが現実になってしまう。工場が閉鎖することになったのだ。家族を支えるためには仕事を続けなければならない。彼に与えられた選択肢は三つある。別の町に引っ越してそこで仕事を見つけるか、家から遠い別の工場でレベルの低い仕事に就くか、地元のコミュニティ・カレッジで再訓練プログラムを受けるかだ。だが、どれも気が進まない。父や祖父の時代は終わり、自分が提供できるスキルはもう世の中からたいして必要とされていないことを学ぶ。

軽視され、価値をおとしめられたという重荷に加えて、無力感を抱いている人は、自らの光を消し、生きていく活力を屈折させるレンズを通して世の中を見るようになるかもしれない。そういうレンズを通すと、大切なものすべてが遠くにあるように見え、自分には価値がないと思うようになり、恥の感情が高まることになる。

> トラウマがひどくなるほど、そこから次々と起こる害もひどくなる。

これまでに挙げた例にはどれも教訓、それもひそかな教訓がある。それは、**トラウマが非常にネガティブな感情の種を植えつける**ということだ。トラウマを経験すると、自分や世界に対する見方が、謎に覆われた恐ろしいやり方で変わってしまう。

このようなひそかな教訓はひとりで身につけることが多く、ほかの人と話し合ったり、注目を集めたりしないので、自分の奥深くに抱えこむことになる。自分を守ろうとして、毒の種を世界から覆い隠すことが、自分に対するいちばん害のある行いだ。そして多くの人は、自分でも気づかないうちに、その種に栄養を与えてしまう。

恥はそのような種に日の目を見せてはいけないと私たちに命じる。それを捨てようとしたら、ほかの人に自分がどんなにひどい人間かを知られてしまい、そうなったら屈辱を受けてさらされることになるから捨てることはできないのだと、恥は私たちに思いこませる。こうして、恥は私たちに間違った教訓の種を植えつける。恥はまた、私たちをだまして、新たな共犯者の宿主を取りこませ、協力してさらなる毒を育てさせるのだ。

このように生まれたトラウマと恥は、私たちをひとり残さず傷つける。チャンスや幸福感が減るだけという結果に終わることもあるが、最悪の場合は山火事のように広がっていき、人生が台無しになる。一般的には、トラウマがひどくなるほど、そこから次々と起こる害もひどくなる。

恥は患者にもっとも多く見られるネガティブな情動ではあるが、怒りや混乱や不満も同じくらいよく見られる。このような苦痛は、普通は内側に抱えられるものなので、それによって私たちを悩ませる多くの問題が持ちあがってくる。過度の飲酒、薬物の乱用、病気の放置、有害な人間関係の継続、貧しい食生活、不眠などなど、リストには限りがない。そしてこの苦痛から生まれた問題が外側に向かってくる。児童虐待、レイプ、ヘイトクライム〔訳注：憎悪が原因で起こる犯罪〕、学校やバーの外での暴力、あおり運転、無謀運転による事故。ここでもリストには限りがない。

私の家族が経験した恥

弟が自殺したあと、私たち家族は三つの問題に直面した。最初のふたつは悲しみに関するもので、最後の問題は罪悪感と恥によるものだった。私たちは弟が失ったもの、もう持つことができない人生での出来事や経験を思って悲しんだが、自分たちのことも悲しんだ。弟がいないという悲しみ、そしてその気持ちがずっと続いていくだろうことに。悲しみはそんなふうにつらいものだが、それは自然なことだ。

罪悪感と恥の問題もよくあることかもしれないが、それは自然なことではない。トラウマは、違った見方や行動ができたはずだということをしつこく考えさせ、厳しく、思いやりのない言葉で私たちの内面を罰する。私の家族も例外ではなかった。父はつねに母よりも外交的だったので、弟のジョナサンが亡くなったあとでも世の中とのかかわりを失わず、そのために必要なサポートを受けられた。しかし母は、さらに孤立し、引きこもり、うつ状態になった。これらはすべて、ジョナサンに対して母が感じていた根拠のない罪悪感と恥によるものだと私は考えている。そして、それが母の命を奪ったがんへの道を開いたのではないかとも思っている。

もうひとりの弟と私はなんとか頑張って、人生を前に進めてきた。この弟が心の内でどう考えていたかはわからないが、少なくとも私自身は、恥と、自分がだめな人間であるという気持ちに動かされていた部分がある。

他人から見れば、私はうまく生きてきたように思えるかもしれない。しかし実際には、セルフケアに失敗したことは明らかだし、しょっちゅう混乱していた。あらゆる欠点や失敗で自分を責め、自分を悪く思うことになる決断ばかりしていた。身をもって体験したのは、**強力なトラウマは私たちを自己不信にいざなうということと、そのための最強の武器が恥だということだ。**

いまでは、私の精神はずいぶん安定しているが、いまの状態に達するまでにはかなりの警戒心と努力を要した。それだけでなく、ほかの人の協力と思いやりも不可欠だった。

第4章

子どものころのトラウマについて

第3章で述べたひそかな教訓のいくつかには子どもが関係している。子どもへのトラウマの影響について書かれたすぐれた本はたくさんあり、これは可能なかぎりの注意を向けるべき問題だ。ここでは少し違ったかたちでこの問題を取りあげるため、友人であるシュテファニー・ツー・グッテンベルクの見解に頼りたいと思う。

シュテファニーは熱心な子どもの擁護者で、アメリカや母国（ドイツ）をはじめとする世界各地で児童虐待と闘っていることで広く知られる。とりわけ、デジタル時代の子どもたちが直面する危険に関する幅広い知識があり、そのような脅威を減らすために休みなく活動している。しばらく〈イノセンス・イン・デンジャー〉のドイツ支部長を務めていた。これは、インターネット上の子どもの権利を守り、児童ポルノの拡散を制限するNGOだ。シュテファニーには、トラウマが子どもに与える影響、人種差別やいじめが子どもに与える影響、パンデミックでの隔離で子どもたちがどのような影響を受けたかなどについて話してもらった。

シュテファニー・ツー・グッテンベルクとの対話

ポール：大人にかかわる仕事のなかで、特定のトラウマ的出来事とは別に、ひどい問題を抱えている患者が子ども時代に深刻なトラウマを負ったとわかったことはありませんか。

シュテファニー：もちろんあります。しかし、それは心理的なものだけではなく、内分泌系の機能と遺伝的に発現したものからも表れると思っています。そのレベルで人はトラウマによって変えられますし、それが十分に取りあげられていないと考えられます。

それに世代的トラウマの問題もあります。自分が生まれてもいないときに、両親や祖父母が経験したトラウマの影響を受ける子どももいるのです。

戦争に関しては、それが顕著に表れます。たとえば、ドイツの私の祖父母世代の人々は、第二次世界大戦を経験し、大変な苦労をしました。それが強制収容所であっても、拷問であっても、生き延びるだけのためにそれらすべてを経験しなければならなかったのだとしても。そしてそのことについてはけっして語られてはいません。

でも、そのトラウマがすべて彼らのあとの世代に表れているのです。神経学的にも、遺伝子学的にも、それ以外の点でも。その時点では、そのような影響に気づいていなくても、やがて関係する問題が表れてきます。

その一部がトラウマを抱えて生き残った親に育てられた子どもたちであり、それは実際に脳の化学成分を変えてしまうとともに、ある種の遺伝形質の発現方法も変えることになります。

ポール：児童虐待の結果でもあるのですね。

シュテファニー：ええ、その通りです。とりわけ性的虐待の場合によく見られます。ほかのトラウマが人に与える影響を軽視するつもりはまったくありませんが、子どもへの性的虐待はおそらく人間に対する非常に残酷な行為だと思います。

それに、トラウマというのが個別のもので、出来事が起こったときに限られるものだという一般的な考えがまだあります。法的なレンズを通してしかトラウマをとらえられないのです。

たとえば、過去のある時点で悪いことが起こったとしても、多くの人はその瞬間のことにしか目を向けません。その出来事が終わると同時にトラウマが封じこまれたと考えるのです。しかし、とくに子どもの場合は、そんなことにはなりません。**一回の悪い出来事が、その先の人生で起こるすべてのことに影響するのです。**

私たちがわかっていないのは、人間がトラウマによって根本的に変えられてしまうということです。生物学的に変わります。**遺伝子発現やホルモンや化学物質や神経伝達が変わり、それがずっと続くのです。**

私の望みは、トラウマに関する人々の考えが科学的研究に追いつくことです。

とくに性的虐待に関しては、人々はその継続的な影響を軽視しがちです。たとえば、児童ポルノに関して「たいしたことないじゃないか、ただの写真だ」とか「単なる動画だ」などと言い、その映像が過去のある時点で起こったつまらないもので、もう終わったことだと言わんばかりの態度を取る人もいます。

このタイプの虐待が人にどんな影響を与えるかをわかっていないのです。さらに、犠牲者が自分に起こったことを話すまでに時間がかかりすぎることに、疑問を呈する人がいることでもわかります。

理解されていないのは、トラウマがあまりにも深刻で、その人たちが感じている苦痛があまりにも残酷な場合、脳と精神状態がその苦痛から彼らを守ろうとして過剰に働くため、その出来事を一般的なかたちでは思い出せなくなるということです。
さいわい、後成遺伝学などの最新データが人々に受け入れられやすくなっています。トラウマの影響は息が長く、蔓延していくということが知られていなかっただけです。とくに子どもの場合は。

トラウマと恥、そして無理解

ポール：私は恥も大きな役割を担っていると思っています。あらゆるタイプのトラウマは恥をともなう傾向があるので、そのせいで内在化し、正当化されてしまうことが多いのです。そして、人々が世の中での自分の体験がいかにひどいものであるのかを話さないのは、この恥のせいなのです。

シュテファニー：加害者もそれを利用します。そしてそれは私たちが犠牲者を責めるときにも起こります。親や世話係が注意を払っていないために子どもたちが虐待的状況に戻されると、加害者は「戻ってきたんだから、こうされるのが好きなんだな」と言います。

そして何より、子どもたちは自分が悪いと言われているのです。

ポール：それに、そもそも虐待された責任は自分にあるのだと思わされています。そのせいで、恥はますます積み重なっていきます。虐待されていることや助けを求めていることを口にしたがらないのももっともです。それに子どもたちには、それがどんなひどいことなのかをわかる力がまだありません。

シュテファニー：加害者は、そういうところにもつけこんできます。

ポール：性的虐待によって生まれた生物学的変化に目を留めなければ、うつや不安や薬物乱用のような問題が非常に起こりやすくもなります。こうして発生するその後の問題のすべて、そしてその状況全体が何もかも当事者の内面に閉じこめられてしまうような成り立ちであることを考えなければなりません。

シュテファニー：そして最悪のケースは往々にして、私たちがけっして耳にできないということも。

ポール：トラウマが深刻であるほど、恥の感情も大きくなり、人はそれを隠そうとします。普通の病気とは反対です。普通の病気、たとえば発疹であれば、痛みがひどいほど、人は助けを求めるものだからです。

シュテファニー：ドイツでは、性的虐待の十五〜二十件のケースのうち、わずか一件しか報告されていないと推察されています。ですから実際の数字がいかに高いかが想像できるでしょう。

それに、大半のケースが低収入の家庭の子どもに起こっていると思われていますが、それは違います。私が知っている最悪の虐待のケースのなかには、裕福な家庭で起こったものもたくさんあります。虐待していることを隠したり、児童売買したりするには多額のお金とコネが必要だからです。そんな状況からどうやって子どもが逃げ出せるというのでしょう。一般的なケースでも、子どもが性的虐待を報告する場合、平均で八回も報告しなくては信じてもらえないのです。

ポール：八回ですか。

シュテファニー：想像してください。性的虐待が実際に起こっていることを社会が信じようとしないために、子どもがおよそ八回も助けを求めなければならないのです。

加害者は、周囲の信用があって子どもに近づける仕事、たとえば牧師やスポーツのコーチである場合が多いのもこのためです。牧師やコーチ、あるいは青少年キャンプのリーダーに子どもが虐待されているなんて、誰が信じるでしょう？

そのような役割を担った加害者もまた、すぐさま子どもを虐待するわけではありません。子どもや親との関係を築いていくので、親や世話係は彼らが子どもを傷つけているなんて疑いもしないのです。言うまでもなく、私たちは子どもよりも大人の言うことを信用しがちです。子どもは嘘をつくのがうまくありません。嘘のつき方は時間をかけて学んでいくものですから。

ポール：八回も助けを求めなくてはならないという話が頭から離れません。実際にそんなことをする人がいますか？　つまり、たいていの人間は最大でも二～三回で助けを求めるのをあきらめてしまいます。私なら八回も助けを求めることなどまずないでしょう。とりわけ、そこまでの屈辱がともなっているようなことでは。だからこそ、十五～二十件に一件しか光が当てられないことの説明になります。社会システム全体が信じられないくらい真実をわかろうとしていないのですね。

シュテファニー：最近では、メディアで取りあげられることが増えたので少しは知られるようになったと思いますが、それでもなかったことにされるケースが多すぎます。宗教法人や学校でそういうことが起こっているのはご存じでしょう。そのような組織や学校を運営している人たちは、子どもたちを守ることより、多くの場合、事実が公になることとのダメージを恐れています。

ですから、虐待があったことが明らかになっても、そのときにはかなりの時間が過ぎていることが多いのです。ですが、介入が早ければ早いほど、子どもが癒やされるチャンスも多くなります。

ポール：ということは、もともとのトラウマとそれに続くトラウマもあるということですね。たとえば、信じてもらえなかったトラウマや虐待の状況に戻されてまた同じことが起こるというトラウマです。子どもたちは自分がもう安全ではないというメッセージを受け取ります。

虐待者が危険なのはもちろんですが、見守ってくれ、サインを見つけてくれ、話を聞いてくれるはずの大人たちも、子どもにとって安全な存在ではなくなってしまうのです。するとさほど顕著ではないネグレクトがあった場合にもトラウマがよみがえるようになります。時間がたつにつれて、子どもの上にトラウマが積み重なっていくのです。多くの子どもが成長するにつれて不安やうつや自信喪失を高めていくのも不思議じゃないですよね。

あるいは苦痛をやわらげるために薬物を求めることも。私たちが子どもをそんな状態にしているのです。トラウマ、とりわけ虐待について社会がどう考えているかを見れば、そうなって当然です。虐待を見極め、その発生と重大性を最小限にし、それが起こったときに子どもたちを助けるためには、もっといい方法があるはずです。

シュテファニー：おっしゃる通りです。それに、子どもたちが直面しているほかの問題にもそれは適用できるはずです。たとえば、いじめです。オンラインでのいじめであっても、別のかたちであっても。

あるいは難民の子どもたちが直面しているすべてのトラウマにも。何千人、何万人もの子どもたちが故郷から避難しています。彼らはどうなるでしょう。安全地帯に着いたとしても、彼らが経験した恐怖の処理に誰が手を貸してくれるでしょう。「強い者だけが生き残る」という格言がありますが、彼らが生き残るためにどんな犠牲を払ったのかを訊くことはできません。

ポール：強くなれなかったとしたら、いったいどうなるのでしょう。生き残れなかったから忘れられてしまう？　ひどい話です。

シュテファニー：生き残ることが唯一のゴールになっている状態です。個人の犠牲のことなど考えられていませんし、家族やコミュニティや医療制度へのストレスにまで考えが及んでいないことは言うまでもありません。運よくドイツまで到着できた難民が、基本的な安定とたえまない恐怖からの休息を提供してくれる場所にようやくたどりついたとしても、子どもたちは深くトラウマを抱えています。そんなトラウマがどこに消えるというのでしょう。いまのような世界の状況で、そんな子どもたちが必要な心理学的あるいは精神医学的なサポートをどうやって得られるというのでしょう。

誰もが後遺症に苦しむ時代

ポール：いま提供できるものがなんであれ、その問題の大きさに比べたら微々たるものであるのは間違いありません。しかも私たちは誰もが後遺症に苦しんでいます。パンデミックであれ、アメリカの森林火災であれ、政治的不安定と暴力によるシリアからの難民であれ、大きな問題を抱えています。そこから逃れられる人はいません。

そういう問題を超越しているような階級の人間はいないのに、そのような問題を他人事としてとらえ、自分をごまかすという考え方もあります。しかし、目の前にある明らかな問題から目を背けていたら、さらなるトラウマを生むだけなのです。

シュテファニー：世界的に、メンタルヘルスの重要性、とくに子どもにとってはそれが大切だということはずっと軽視されてきました。このことに関してはアメリカのほうがドイツより少し進んでいると思います。少なくともほとんどの子どもが学校の心理カウンセラーに接することができるからですが、それでもあるべき姿とはほど遠い状態です。私たち数学や物理や化学や語学と同じくらいメンタルヘルスにも注意を向けるべきです。私たちの心の知能指数は伸びておらず、私たちが教えなければ、子どもが学ぶはずがありません。

ポール：それなのに、私たちが教えていることといったら、これはアメリカの政治のことですが、協力して、他人に恥をかかせたり侮辱したりしようということなのです。

シュテファニー：いじめてもいいんだと。

ポール：その通りです。子どもたちの心の知能指数を高めるのではなく、他人を攻撃する方法を教えているのです。でも私たちは、かなり早い時期から、いじめが悪いということだけではなく、もっと広い視野があるということを教えられたのではないでしょうか。

その子たちの人生で何が起こっているのかを考えさせたり、そもそもなぜいじめがあるのかを考えさせたりして、恥の感覚や、自分に欠陥があるという感覚や、私たち全員の内部にあるあらゆる感覚について教えられたはずです。ほかの人を攻撃したり、ひどい扱いをしたらどんな気持ちになるでしょう。そんな行動をしなければ、どんな気持ちになるでしょう。

私たちは子どもたちに何が建設的で何がそうでないかを学ぶ機会を与えていません。言うまでもなく、健康と自信を高めることもです。

そんな状態で、国のリーダーでロールモデルとして選ばれた人物が公の場であまりにもひどい振る舞いをしたら、子どもたちはどう考えればいいのでしょう。

シュテファニー：私は子どもたちのデジタル教育、とくにオンラインでのさらし行為やいじめについての仕事をかなりしています。

自分が観察されていることをわかっている若者たちが、いじめる立場と見ている立場といじめられる立場になるという実験をしました。結果は驚くべきものでした。

直接的ないじめは面と向かってするものなので、また別なのですが、このオンラインの実験では、すぐに手に負えない状態になります。いじめる側の子たちは本気になって、ショッキングなくらい意地の悪いメッセージを送るようになります。

その後、子どもたち全員を集めて話し合うと、驚くほど参考になります。起こっていることをすべて見て、どれほど困惑したか、いじめを受けたり、いじめたりすることでどれほどひどい気持ちになったかを話してくれます。

これによって彼らはデジタル市民権というものをまったく新しいかたちで理解できる

ようになり、オンラインでのコミュニケーション方法に実際に影響を与えます。
これは、このような大きな問題について子どもたちを教育するために力を注いだ場合に得られる結果のすばらしい例です。このケースでは、子どもたちはいじめを特定する方法がわかり、それを見たときに行動を起こすモチベーションが高まり、自分たちが発するメッセージにこれまでよりずっと気を配るようになります。そうは言っても、参加するのがつらい実験なので、できればあまりやりたくありません。

ポール：わかります。でも、通常は目に見えないところで起こっていることのひどさに光を当てることには間違いなく価値がありますね。

シュテファニー：みんながただただひどい気持ちになりました。いじめていた子どもたちは本当に困惑していました。何が起こっているかわからないような状態で、このいじめのエネルギーに連れ去られてしまったような感じでした。あとになって自分がやったことを思い、つらい気持ちになっていました。

オンライン世界の基本的ルールを教える必要がある

ポール：デジタル市民権に関するお仕事についてもっと知りたいです。もう少し話していただけますか。人種差別などの組織的な問題とそれがインターネットでどのように展開されているかについての考えも聞きたいです。

シュテファニー：わかりました。私たちのほとんどは、テクノロジーの発展が信じられないくらい速く、この二十年で世界を劇的に変えてしまったことに気づいています。将来のどこかの時点で、スマートフォンなしでは洗濯機すら使えないようになるでしょうし、スマートフォンそのものの見た目も大きく変わるでしょう。

もちろん、これにはすばらしい面もあります。新しい技術は新しい可能性であり、計り知れない選択肢が開かれようとしているのですから。しかし、パンデミック中のインターネットやヴァーチャル会議、生活のなかでソーシャルメディア全般が突出していることに関していえば、現実世界、面と向かったやりとりにあったルールやガイドラインがいくらか失われつつあります。

理想的には、オンラインでのやりとりと道で会った人とのやりとりにさほど大きな違いがあるべきではありません。ほとんどの人は路上でほかの人を、少なくとも大声で侮辱しようなどとは考えないでしょう。あるいは、肌の色や文化や宗教などを大っぴらに批判することもないでしょう。でも、オンラインの世界ではそうなっているのです。

ポール：そこが現実の世界ではないという考えがありますね。つまり、そこにはより寛容なまったく新しいルールがあるのだと。そしてあまりにも多くの人がそのことを、不適切な、あるいは露骨に恥ずべき振る舞いをしてもいいという意味にとらえています。でも、なぜルールに違いがあるべきなのでしょう。

シュテファニー：おたがいが目の前にいる状態と、遠くにいる人となんらかのデジタルツールを通してコミュニケーションを取るのとでは、大きな違いがあります。後者は人とかかわっているのではなく、ただスクリーンを見ているだけのように感じてしまいます。そして近年の子どもたちはますますそんなふうに成長しているので、彼らに基本的な行動ルールを教える方法を見つけることが非常に重要です。ですからデジタル教育がとても大切なのです。

ポール：とくにいまは、直接会うのではなく、ヴァーチャルな空間でコミュニケーションを取ることが増えていますからね。それでも私たちは人間であり、自分たちがつくってきた現実の世界の価値観、たとえば礼節ややさしさや思いやりのようなものの価値をはっきりさせる必要があります。そういうものが本当に私たちの価値観であれば、それをヴァーチャルのなかでも強めていかなければなりません。

シュテファニー：ヴァーチャル・テクノロジーはツールですから、私たちが発明したほかのツールと同様に正しい使い方を学ばなければなりません。チェーンソーには便利な使い方がありますが、とても恐ろしい使い方もできます。オンラインで行っていることも現実です。違うツールを使っているだけなのです。

ポール：現実社会では誰も口に出さないのに、オンラインでは一般的になっている社会的概念もあります。認めたくない事柄です。たとえば、ある人々がほかの人々よりも大切だというようなことです。そのためにあなたとデジタル市民権や人種差別について話したかったのです。

シュテファニー：それは複雑な問題です。人種差別というのは世界のどこにいるかで違ってくるからです。有色人種に対する人種差別はアメリカとドイツでは違います。ドイツでは独自の人種差別があり、イスラム教に対する偏見も西洋社会とほかの地域では大きく異なります。

しかし、自分のことを不幸だと感じている人は、これを使ってほかの人、とくに自分の人生でうまくいっていないことの罪を着せられる人を不幸にしようとします。

歴史上の指導者たちはこれを利用してきました。そのなかのひとりがヒトラーです。現在の不幸を認識し、その原因を自分たちの外の世界に見つけさせようとします。

そして家庭で他人、とくに肌の色の違う人が問題なのだと教えこまれて育った子どもたちの考えを正すのは困難です。自分のせいにするより、他人のせいにしたほうがずっと楽です。たいていの人は自分の欠点や失敗を素直に認めたがらないので、それがオンラインではっきり表れているのです。

自分の感情を表すための教育

ポール：心の知能指数に話を戻すと、子どもたちに自分の感情について教育することもあまりうまくいっていません。そもそも子どもはどうして恥ずかしいと思うのでしょう。何があると、ほかの子にいやな思いをさせたくなるのでしょう。それを検討し、その疑問に答えなければ、いじめや人種差別のような問題を解決できるはずがありません。

シュテファニー：悲しいことに、人種差別は私たちの文化に深く根づいていて、それを変える方法は教育しかないと考えています。性的虐待と同じように、それが起こる理由と、必要としている人に援助を与えることにもっと焦点を当てる必要があり、そうすれば、そのことに対して、もっとポジティブなメッセージをつくりあげていけるはずです。性的虐待というのは考えるのもおぞましいことなので、それについて語りたいという人はとても少ないですが、強さという視点を組み入れると、変化が起きます。強い子どもを押し返したり、欲しくないと言ったりする人はいません。だから、強い子どもを育てるのです。彼らの自己認識を強め、彼らの身体意識を強め、彼らの境界線と、拒否する力を強めます。

そして、教師や親や政治家や裁判官も教育します。これだけが前に進む方法だと思いますし、人種差別に対してても同じアプローチになると思います。子どもたちは早い時期に人種差別について知るべきです。差別はなぜ起こるのか、なぜ人は差別するのか、差別に苦しんだ人がどうなるのかを。

ポール：私はトラウマについてもそう考えています。教育は私たちが手にしているもっとも強力なトラウマ防止法です。そしてそれは始めるのが早ければ早いほどいいのです。

シュテファニー：幼少期から始めるべきですね。子どもへの性的虐待に関しては間違いなくそうすべきです。何年も前にベルリンで幼い子どもたちへのプログラムを企画し、参加した男の子のひとりがそのあとで加害者に遭遇したことがありました。そのとき彼は九歳か十歳でした。その子は大声で児童虐待に遭っていることを伝え、そこから走って逃げたので、両親が警察に電話しました。加害者は拘束され、警察が男の子にこの正しい行動について尋ねると、私たちの学校プログラムで全部教わったと答えました。

ポール：それは大きな勝利ですね。自分にされたことが正常ではないことも、自分のせいではないことも、どうすればいいかも知っていたから、その場を離れて助けを呼べたのです。全員にそういう教育を施したいですね。そうすれば子どもたちは、人種や宗教やルーツのある国や貧富などによる偏見が間違っていることがわかります。

それだけでなく、そういうものへの対処の仕方もわかります。十分早い時期に教育できれば、このようなトラウマを防ぐ方法を構築でき、小児性愛者が子犬で誘いかけてきたり、大人が人種差別や侮辱的な言葉を発したりしたときに、どう反応したらいいかがわかるようになります。

そして、そのように自分の感情に触れれば、起こったことによる感情的影響を実際に感じることができ、自分たちのせいではなくほかの人のせいなのだということがわかります。正しい要因、自分が悪いのではなく、相手が悪いのだということが。

シュテファニー：早く始めれば、大きな変化を生み出せます。それがデジタル教育で私がやろうとしていることです。これからの世代に長期間の変化を与えるためにやっています。すぐに大きな変化をもたらすことは難しく、それがどんな変化にしろ、すぐに表れるものではありませんが、子どもたちにポジティブな影響を与えることはできますし、いつか違いが表れるはずです。

ポール：そうですね。それに大人としての私たちにとって、子どもたちを守り、彼らのためによりよい世界、彼らに渡してもいいと思えるような世界をつくろうとすること、これらよりも立派な仕事はありませんよね。

シュテファニー：私のデスクの上に置いてある言葉にはこうあります。「子ども時代から立ち直らなくてもいいような子どもを育てよう」

ポール：それが何よりも大きな責任ですね。少なくとも彼らに、恐れながら成長しなくてもいいような世界を与えましょう。私たちが話していることすべてがトラウマの軽減になります。

シュテファニー：人生には通常のトラウマだけで十分あります。事故、死にかけている人、そういうことは変えられません。でも、少なくとも手を差し伸べられるシステム、何か悪いことが起こったときにすぐに動けるシステムをつくることはできます。その点では、私にとって大切なのは学校です。家庭で起こっていることについてはあまり発言権がありませんから。学校ではあらゆるバックグラウンドの若者と大きなつながりを持っています。

ポール：おっしゃる通り、いまは困難なことが山ほど蔓延しています。新型コロナのパンデミックもそうです。誰もがそれに影響を受けていますが、国によっては他国よりも子どものケアをうまくしているところがあるのも確かです。

アメリカでのウイルスへの対処法はあまりうまくいっているとは言えません。それどころか、そのトラウマに、この政治的小競り合いや子どもじみたわがままをすべてつけ加えてしまったことがわかっています。あなたはどちらの国にも住んでいますね。アメリカとドイツでの新型コロナ対策にはどのような違いがありますか。

シュテファニー：いちばん大きな違いは医療制度です。ドイツにはうまく機能している医療制度があり、ほとんどの人が被保険者で、必要な治療を受けることができます。アメリカではそうではありません。学校のロックダウンでも対応の違いがあります。デジタル教育とそれによって子どもたちのつながりを保つ方法についてはドイツのほうが劣っていますが、どちらにしても、ロックダウン中に孤立と家庭内の虐待が増えることによる長期的な影響を心配しています。うつ、不安、免疫系の問題などです。そうなるとまた医療制度に戻ってきます。これが不足していると、低収入の家庭がいちばん大きな影響を受けます。

新型コロナがもたらすトラウマ

ポール：私は新型コロナの影響が将来どのようなかたちで表れてくるかを心配しています。不健康な対応や欠陥のある医療制度によって、どれだけのよけいなトラウマが生まれるのでしょう。そして、あなたの言う通り、社会経済的に貧しい人たちがいちばん影響を受けます。彼らはそもそもかろうじて持ちこたえているような状況だったのですから。

シュテファニー：ドイツでも職を失っている人は増えています。ただ、政府からの支援が多いというだけです。

ポール：長期的には、このことから学ばなければならないと思います。このウイルスとはこの先しばらくはいっしょに生きていかなければならないでしょう。似たようなウイルスも出てくるかもしれませんが、このようなことが起こりうる世界に生きているのですから、理性的な予防対策を取る必要があります。それが行きつくのは、より国際的で地域的な公的医療のメカニズムとコミュニケーションかもしれません。

シュテファニー：それに教育ですね。今日の私たちの対話に一貫して出てくることです。

ポール：早ければ早いほうがいい。

シュテファニー：そうです。それに学業の科目だけでなく、人生の社会的・感情的なあらゆる側面についての教育もです。それが、おっしゃったようにトラウマの予防対策を築くことになります。

ポール：感情的な面というのも一貫して出てきたことですね。トラウマは感情にかかわることで、感情によって私たちは大きく変わります。

シュテファニー：それが人類の美点なのかもしれませんね。私たちが感情的な存在だということが。私たちは感情によって動かされます。

ポール：そして、そこにトラウマが入ってくるのです。児童虐待であろうが、人種差別であろうが、パンデミック中にほかの人たちから隔離されてしまったことであろうが、トラウマはそんな人たちの感情や知覚をゆがめてしまい、世界へのかかわり方を実際に変えてしまいます。そしてその人自身を。記憶まで、トラウマ以前にはなかったものにしてしまうのです。トラウマが始まる前には希望と光に満ちていた子どもが、自分のことをみじめに思い、世界は安全な場所ではないと思うようになるのです。

シュテファニー：どんなに論理的で理性的な考えがあっても、そんな思いをくつがえすのは大変です。そんな気持ちが植えつけられてしまうと、闘うのは至難の業です。だからこそ、介入して、私たちが話していた教育と予防策を早い段階で始めなければなりません。それこそ、トラウマに打ち勝つためにすべきことです。

第5章 思いやり、共同体、人間性

思いやりと共同体と人間性は、人間としての私たちを十分に表現するよい例として結びついている。トラウマは孤立と孤独を感じさせるが、それでも私たちは他者とともに生きている。**思いやりによって誰かを気にかけ、やさしさによって誰かとつながり、誰かの視点から世界を見ることができるようになる。共同体は、私たちがほかの人と相互に依存し合っていることの表れだ。**

私たちの誰もが、たがいに影響を与え合っている。最後の人間性とはつまり、この世界を共有している人間として、私たち全員の苦しみを認識すること、そしてその苦しみの重大さを認識することだ。

思いやりと共同体と人間性は、私たちが生まれながらに持っている権利であり、世界をまわしていくものだ。だが一方で、トラウマが私たちの「家」に入りこんだときに、最初

に失われるものでもある。

文字通りの意味でも比喩的な意味でも、人間はたくさんの家を持っている。実際の住居(それが持てるほどの特権階級の人にとって)、身体、愛する人や愛してくれる人の心、さらには、より大きな共同体、近隣や町や国や地球も私たちの家だ。

トラウマはそんな家の一つひとつに潜み、巧妙に姿を隠している。だが、私たちはトラウマの存在に気づかない。自己不信や恥の感情がわいてくるので、何かがおかしいことはわかるが、あくまでも日常のなかのささいな違和感としか思わない。

だがやがて、さまざまな点で自分が悪いと感じるようになり、それがあたりまえになる。自分を信じなければならない場面で自分を疑い、同じようにほかの人のことも疑うようになる。

あらゆるタイプのトラウマが自己不信と恥をもたらし、それは感情の変化から生まれ、記憶を変える(どのように起こるかは本書の第3部で詳しく述べる)。自己不信と恥はトラウマの衝撃を増幅させ、何が起こっているか誰にもわからないままエスカレートしていく。実に恐ろしいサイクルだ。

第3章で見たように、恥はひどい出来事についての間違った責任感になることが多く、その誤った感覚はセルフ・ネグレクトや自己処罰、あるいはもっと悪いことにつながっていく場合もある。

誤った感覚を持たないためには

●秘密を打ち明けること／エピソード

仕事を始めて日が浅いころ、私は何カ所かの介護施設で精神分析医の仕事をしていた。仕事のほとんどは記憶に関するもので、記憶障害の進行を遅らせたり、記憶障害にともなう問題を治療したりというものだった。

ある定例の話し合いで、がん治療が成功した年配女性を診察してほしいと頼まれた。治療は成功したのに、その女性の体重が過去数カ月で急激に落ちていた。体重減少を止める薬も与えられていたが、効果は出ておらず、うつ状態なのか、がん治療の認識されていない影響が出ているのかを調べてほしいと言われた。

カルテを見て、彼女の検査所見の数値がとても優秀であることに驚いた。がんの再発も治療の副作用の徴候もいっさいなかった。看護師や准看護師に彼女のことを尋ねると、とてもやさしくて親切な女性で、記憶力も驚くほどしっかりしていると言われた。予想外の答えだったので、実際に会ったらどんな人なのか興味がわいてきた。
部屋のなかの彼女は驚くべき姿だった。がりがりに痩せていて、着ている薄手のナイトガウンを通して、死期が近いことがわかった。それでも、目を輝かせ、痩せ衰えているにもかかわらず優雅に動き、おもしろくて頭の回転の速い人だった。うつ状態でないことははっきりわかり、血液検査でがんの兆候がないことはもうわかっていた。体重減少とフレイル状態［訳注：心と体の働きが弱くなってきた状態のこと］と衰弱については、ほかに医学的に説明できることは見つからなかった。わけがわからなかった。

自分の家族や興味のあることについて話すときは驚くほど元気で、精神分析医としての私の仕事にもとても興味を持っている様子だった。

体重減少に関してはよく考えているようで、自分の身体に何が起こっているのか知りたがっているような態度すら見せたが、しばらくすると原因がはっきりしてきた。原因を隠してもいなかった。実のところ、私が気づくのを待っていたのだ。

ふたりでソファにすわっていたときに私は言った。「わかりました。絶食してるんですね」。彼女はにっこり笑い、私の手を自分の細く弱々しい手で握って、〝これであなたもお仲間ね〟と言って秘密を打ち明けるような、魅力的な口調でこう言った。「ねえ、気づいてくれたのはあなたが初めてよ」

そんな楽しい人だったために、誰も疑わなかったせいで、彼女が食べ物や食欲増進の薬を捨ててしまうのは簡単だった。彼女の考えでは、がん治療が成功してしまったのは予想外のことだった。それで自分でなんとかしようとしたのだ。「どうしてです」と私は訊いた。

彼女の話では、金銭をだまし取られ、すべてを失い、とうとう子どもたちや孫たちに自分の責任を認めることになった。失敗してしまったことがはっきりわかったために、自分自身を死刑に処すことにしたのだ。

自分が子どもや孫たちのひどい重荷になっていると感じ、そんな気持ちになるみじめさに耐えられず、餓死することに決めた。

この時点で、彼女はやさしく私に釘を刺した。もう遅すぎると。私が彼女のことをどう診断しようとも、誰もどうすることもできない。彼女の決意は固く、その心は落ち着いていた。私が去る前に、話ができたことに礼を言い、まだ生きていたらまた来てほしいと言ってくれた。

大事な任務に失敗したと自覚するのはつらいことだ。そしてその結果に対して感じる恥は耐えがたいものだ。それはもっとも思いやりを必要とするときで、同じ状

況の人に思いやりを示すことにはためらわなくても、恥が思いやりを寄せつけないようにしてしまう。

そんな状況のときは、どんな足がかりでもコントロール感でもいいから必死に手に入れようとする。そのコントロールが自滅という方法になってしまうこともある。

その女性が通ってきたのはそういう道だったのだと思う。心のなかで恥の感情と闘い、その結果、誰にも秘密にしていた決意を生んだのだが、彼女の生命力が強すぎて完全にひとりで成し遂げることはできなかった。最後の数日間、彼女は私を呼んで自分の秘密を明かし、本物の人間同士のつながりが持てるわずかな時間をつくったのだ。

●振り返り

とても親しい人、自分を頼っていた人を落胆させてしまったという気持ちになったときのことを考えよう。どんな恥の気持ちを味わっただろう。その恥があなた自身とあなたを愛している人にどんな影響を与えただろう。その恥が、思いやりや共同体や人間性の体験をどう変えただろう。

トラウマは地図を描き変える

世界には思いやりと共同体と人間性があまりにも不足しているが、最初から不足しているわけではない。少なくとも生まれたときには、私たちはみなその力を持っている。トラウマがそれを抑え、すり減らし、私たちから見えないようにすっかり隠してしまうだけだ。

生まれたときには人生の地図を与えられているようなもので、そこにはさまざまな方向に向かう道が描かれている。すべての旅が私たちの前にあり、その途上にある地形のさまざまな特徴によって旅が難しくなることもある。険しい山、峡谷、砂漠、海などでは、ほかの人の助けがなければ進めない。

トラウマに直面しても、自分の面倒をよく見なければならないし、その過程でほかの人の面倒もよく見なければならない。

しかしトラウマがやってくると、地図が描き変えられてしまう。トラウマはすてきな目的地を消してしまう。安全だった場所に沼や棘だらけの場所を描き加える。海岸にはけっしてたどりつけず、海の向こうに何があるか見ることができないような人生にしてしまう。

実際には、トラウマは持って生まれた地図を私たちに忘れさせ、台無しにした地図が初めからずっとあったと思いこませるのだ。トラウマが来る前は、旅が困難になる地形の特徴は、旅の一部にすぎなかった。トラウマ後には、そういうものしか見えなくなる（そしてそのほとんどが本物ですらない）。

私たちの人生がそんなふうに限定されてしまうと、思いやりや共同体や人間性の力も限定されてしまう。自分が混乱し、恐れ、孤独だと思いこまされているときには、そういう力を育てることはできない。こういうことから、セルフケアがもっとも重要になる。トラウマに直面していても、自分の面倒をよく見なければならないし、その過程でほかの人の面倒もよく見なければならないのだ。

トラウマ遺産がほかの人にとっても重要なものになる

●戦争の英雄だったランゴおじさん／エピソード

私のおじのランゴは、一九二〇年代から三〇年代にかけてニュージャージー州トレントンのイタリア移民地区で育った。不況の時代に生きることに必死だった大家族の一員だったので、幼いころから自分のことは自分でできる子になった。学校の成績は特別よかったわけではなく、正式な教育は中学校の途中で先生と喧嘩したことで終わってしまった。そのためおじは、うだるように暑い製パン所で働き、それから第二次世界大戦中にアメリカ陸軍に徴兵された。船でヨーロッパに向かい、前線に送られた。

おじは最初整備士の助手をしていたが、同盟軍がフランスからドイツへと進軍していくにつれ、階級があがっていった。おじは抜け目がなく、勇敢で、混沌と虐殺のなかでも効果的な戦略を立てることができる人物だと認識されていた。

ある時点で、おじの中隊が敵の戦線に取り残され、圧倒的な敵陣との戦いで将校たちが戦死した。無線連絡でおじが昇格し、数の減った残りの兵士たちの指揮を執ることになった。誰も生き延びられるとは思っていなかった。

ランゴはひとりのアメリカ人の命も失うことなく彼ら全員を退避させた。

この話を私にするときはいつも、おじは動揺し、恥じているように見えるときもあった。その反応は理解できなかった。いつものおじとはまったく違っていたからだ。おじはやさしくて陽気な人だったが、その内面の強さ（肉体的な強さも）は疑いようがなかった。

戦後、おじはタイル張り職人になり、その仕事をずっと続けた。戦闘が彼の性格をつくったことはみんな知っていたが、おじはいつでも落ち着いていて、動揺したり恥じたりするような姿を見せることはめったになかった。

だが、話を聞けば聞くほど、そこには微妙なものがあるとわかってきた。おじは何かを恥じていたが、誇りにも思っていた。複雑だった。

実はこういうことだったのだ。おじは部下たちを退避させたが、夜間の移動はきわめて静かに行わなければならなかった。そのとき、アメリカ人兵士に加えて、三人のドイツ人捕虜も連れていた。おじはドイツ人をいっしょに連れていけないことはわかっていたが、そこに残していくこともできなかった。

まわりは敵の兵士だらけだから、どちらを選んでもアメリカ人は見つかってしまい、一時間もしないうちに殺されてしまっただろう。おじは自分の立場にある責任者なら誰でも三人のドイツ人兵士を処刑させるだろうとわかっていたが、自分の部下にそんなことをさせるのは不道徳な行為だとも感じていた。それでみずからドイツ人たちを銃殺した。

そのことがおじのその後の人生につきまとっていた。彼らはアメリカ人兵士たちと同じような、ほんの子どもだったと言っていた。それでも、捕虜たちを殺すことが自分と部下たちが逃げられる唯一の方法だということもわかっていた。

戦後、その後の人生のあいだずっと、おじは部下たちの数人から手紙を受け取っていた。自分たちの人生で何か大事なことが起こると、いつでもそれを報告してきた。部下のひとりは大家族をつくり、子どもが生まれるたびにランゴに手紙を書き、その後も、孫やひ孫が生まれるたびに手紙を送ってきた。そのような手紙にはいつも、ランゴが戦争中にしたあのことがなければ、そんな人たちは誰も生まれてこなかったのだという言葉が添えられていた。

おじは、ときには最高のことと最悪のことが同時に起こるのだと私に言った。正しいことをするためにひどいことをしなければならないときが来るかもしれないと。自分のしたことにはいまでも苦しめられているが、それでも正しいことをしたのは確かだと言っていた。

おじは部下たちを安全に率いた勇敢な行動によって勲章を授与され、別の戦闘でも、集中砲火のなか、塹壕《ざんごう》から出て負傷した兵士を救出した功績でも勲章をもらっていた。おじはふたつ目の勲章のほうを大事にしていた。複雑な気持ちにならずにすむからだ。その兵士を救ったことで何かにとりつかれることはなかった。

おじの戦争トラウマは彼に生涯にわたる恥を残しただけではなく、誇りと苦労して成し遂げたという感覚も残した。誰にも負わせられない義務をひとりで負ったにもかかわらず、おじは勤勉で幸せな人生をおばのローズとともに過ごした。

ふたりは何十年もの結婚生活のあいだ、おたがいに尽くし合い、トラウマがあってもおじが前に進んでいけたひとつの理由は、おばの愛と、おばがおじのことをいつでも、おばと祖国を守るために想像を絶するようなことに耐えてきた戦争の英雄だと考えていたからだと思う。

おじの死後、ローズは例の手紙をすべて燃やした。それはおじのために書かれたもので、ほかの人が読むべきではないと彼女は言っていた。ローズが亡くなったときは、おじが身につけていたアメリカ陸軍の認識票とともに埋葬された。

●振り返り

正しい行いが非常に困難な行いでもあったときのことを考えよう。恥の感覚を残すような行動である必要はなく、ランゴが言ったように、最高と最悪がいっしょに来たようなことでいい。いま振り返ってみると、どう感じるだろうか。それにともなう複雑な感情を処理しているときに誰が支えてくれただろう。

試練やトラウマがあっても、私たちにはみな、思いやりや共同体や人間性の力がある。ランゴが下したような決断をしなければならない人はほとんどいないが、ほとんどの人はなんらかのかたちでトラウマが残していった遺産とともに生きている。その遺産に直面したときに自分が下す決断は、もちろん自分にとって重要なものだが、自分では想像もできないようなかたちでほかの人々にとっても重要なものになっていることが多い。

トラウマは決定的なものではない

私の好きな言葉に〝生産的〟というものがある。価値のあるものをつくるとか、ポジティィブな方法でそれを世界につけ加えるという意味だ。生産的であるということは、戦争中に兵士たちを助けるとか、橋を建造するとか、恐ろしいウイルスのためのワクチンを開発するというようなかたちを取ることもあるが、ほとんどの人にとっては、知らない人に微笑みかけたり、困っている友だちに支えになる言葉をかけたり、隣に住んでいるお年寄り夫婦を助けたりというようなことである場合が多い。思いやりと共同体と人間性には、できるだけ生産的であることが必要だ。

トラウマに満ちたこの社会においては、生産的であるのは簡単なことではない。トラウマは私たちに敵対してくるし、トラウマによる苦しみで世界を見るレンズが変わり、自分やほかの人の幸福感をむしばんでいくことが多々あるからだ。

そのために、本書の大部分がトラウマに対する警告と、それがいかに手ごわい敵であるかを最終的に理解してもらうためのものになっている。とはいえ、トラウマは決定的なものではない。全能ではなく、私たちを打ち負かすように運命づけられているわけでもない。トラウマが根をおろし、姿を隠し、攻撃してくる方法は理解できる。それを認識し、挑戦し、その強さに反撃し、自分や自分の愛する人たちにさらなる攻撃を仕掛けてくるのを防ぐことさえ学べる。

最終的な目標は、最初の段階でトラウマを防ぐことだが、それと同じくらい大切なのは、すでに起こってしまったトラウマ、すでに自分のなかにあるトラウマを癒やすことだ。これは自分自身を癒やすことだが、思いやりと共同体と人間性は、ほかの人を癒やすことでもある。このふたつは切り離せない。それどころか、持ちつ持たれつの関係だ。

第2部 ◉ トラウマの社会学

リーラは思っていた。パートナーが来なくて、あのすばらしい音楽を聴きながら、ほかの人たちが金色の床の上をすべるようになめらかに動くのをただ見ていなければならないのだったら、死んでしまうか、気を失うか、両腕をあげて、星が見えるあの暗い窓のひとつから飛び出していったほうがましだと。

——キャサリン・マンスフィールド『はじめての舞踏会』

第6章 トラウマによって脳はどう変化するか

トラウマが個々の脳にもたらす変化を理解し、これが世代を超えた社会にいかに影響を与えるかを説明するためには、豊富な経験と研究が必要だ。そのために求められるのは、医学、法律、社会科学の分野にまたがる知識を持った人で、私の友人のダリン・ライカターはそういう人だ。彼はスタンフォード大学の精神科教授であり、同大学の〈ヒューマンライツ・イン・トラウマ・メンタルヘルス研究所〉の現所長である。

ダリンは異文化のトラウマ精神医学分野の専門家で、国内でも海外でも、トラウマのメンタルヘルスに関する行政と臨床のサービスの組み合わせを提供するという仕事に十年以上従事している。

この特別な対話を読めば、ダリンが人権侵害によってメンタルヘルスに起こることを用い、支援、政策変更、生存者の治療のための新しい方法を開発していることがわかるだろう。地域レベルでは、ダリンはサンフランシスコのベイエリアで難民のためのメンタルヘルス・クリニック創設に深くかかわっている。

何にもまして、私がダリンに話してほしいと依頼したのは、トラウマ後の脳がどう変化するか、後成遺伝学、個々のトラウマがさらに広い社会的側面でどのように現れるかについてだ。

ダリン・ライカター医学博士との対話

ポール：ご自身のことと最近の仕事について少し話してもらえますか。

ダリン：私はスタンフォード大学の精神科の臨床学教授で、そこでの仕事の大半はトラウマに関することです。トラウマを抱えた人に起こることの心理学的側面に注目し、法律とトラウマについての実務的な研究所の所長もしていて、その情報を提示して政策の役に立てようとしています。ひとつの方法としては、私たちの研究結果を判決に反映させるもので、これによって極度のトラウマを生き延びた人の支援に手を貸すことができます。

さらに、〈拷問被害者センター〉の医長もしています。つまり、ある場所では執筆と援助がおもな仕事であり、別の場所では実際に患者の治療を行っていて、患者の大半は言語に絶するトラウマを生き延びた難民です。

ポール：それに、〈スタンフォード人権センター〉でも仕事をしていますよね。

ダリン：そこに研究所があります。〈スタンフォード人権センター〉にはいくつかの異なる役割があり、私の研究所はそのなかで大きな役割を担っています。職員の半分は弁護士で、半分は精神分析医か心理学者です。それにさまざまな分野から人権に興味を持っている学生やその他の人々が集まっています。たとえば、仲間のひとりは人権擁護の記事を書いているジャーナリストです。

ですから、人権センター、ロースクール、学部生、医学部などから、本物の学際的な情報を得ています。研究所が非常に狭い分野に集中しがちだったころとは違って、私たちの研究所はとても興味深いものになっています。

ポール：つまり、そういう優秀な人材から情報を得られるわけですね。たとえば、小児内分泌学者と相談するとか、難民に関する法政策を査定するような必要がある場合などに。それだけの人材が揃っている研究所というのはとてもめずらしいですね。

ダリン：その通りです。私たちはハイチで性的暴行を受けた女性たちと仕事をし、PTSDのような精神科診断を使って彼女たちに人道的援助をもたらすように働きかけていましたが、うまくいきませんでした。あまりにも時間がかかりすぎたんです。でも、私たちの産婦人科医の仲間にそのような女性たちの医療記録を見直してもらったことで、ようやく実現しました。それ以外の方法では成し遂げられなかったことでした。

女性たちをすぐに国外に出すことができたのは、必要な医療がそこでは受けられなかったからです。さまざまな人間がかかわっていると、そういうことができます。

ポール：六次の隔たり［訳注：世界じゅうの人とは六人目でつながるという仮説］みたいなものですね。

ダリン：それより少ないかもしれません。人権とトラウマの世界では、わずか二～三次の隔たりということもあります。そのようなつながりがあると、かなり違ってきます。研究所がイラクにかかわっているのは、同僚のひとりが国連安全保障理事会の特別顧問を知っていて、〈アカウンタビリティ・プロジェクト・フォー・イラク〉で協力すべきだと思ったからです。そして、そのプロジェクトにかかわって一年半になります。

ポール：普通なら、処理しなければならないお役所仕事が山のようにありますが、いつまでも終わらないような仕事を迅速に処理できたんですね。トラウマに関しては、それはとても大事なことです。個人であってもグループであってもね。

ダリン：さいわい、トラウマはかつてのように目に見えない問題ではなくなっています。いまでは毎晩のようにニュースで扱われています。シリアからの難民の映像を見たことがない人なんていないですよね。私たちが対処しなければならないトラウマを抱えた人の数が増えていることは間違いありません。科学的な説明は十分できますし、脳にダメージを与えるトラウマの影響は、文化の違いを超えて、近年の標準的な知識になっています。

哺乳類の脳はトラウマに悪影響を受ける

ポール：社会経済、文化、宗教などが大きく異なる人々に与えるトラウマの破壊行為を見てきたから、そもそもわかっていたんですね。表れ方は違うかもしれませんが、トラウマはどんな人にもかなりの影響を与えます。

ダリン：とくに、哺乳類の脳はトラウマに対して予想通りの反応をします。心理学的レンズを通して見れば、たとえば、虐待された犬はトラウマを抱えていない犬とは大きく異なる行動を示しますが、トラウマのネガティブな影響はどのような見方をしても表れます。私たち哺乳類には適応するために十分な神経可塑性がありますが、暴力とトラウマのある環境で生きなければならないとき、たいていの場合、著しくネガティブな結果が表れます。

ポール：私たちには、とくに正しい支援があれば、回復する力があります。そして、それによってどうなるのかを簡単に説明し、トラウマから生き延びた人が必要なものにアクセスできるようにすることが大切です。同時に、そもそもトラウマが起こらないようにするための努力はあまりなされていないと思います。とりわけ、トラウマが脳に過度の警戒心、不安の基準値の高まり、忌避行動などというネガティブな影響を与えることを考えると、なおさら不十分だと思います。

ダリン：トラウマ後の回復力とトラウマ後の成長はすばらしいトピックですが、トラウマで苦しんでいる人がみな、そうなって喜んでいるとは限らないと思います。人によってトラウマの抱え方は、その後どのように対処したとしても違ってきます。

ポール：自分に起こった悪いことをどう考えるかは、悪いことが起こったという事実を否定するものではありません。

ダリン：その通りです。私が知っている難民のなかには、アメリカにたどりつき、移住して、英語を学び、心理学の学位まで取って、たくさんの人を助けている人たちもいますが、同時に、彼らはいまだに自分たちに起こったことでパニック発作と悪夢に苦しんでいます。トラウマの前の自分とは違う人間になっています。彼らが成長し生き残り、成功している場合もあるのはすばらしいことですが、だからといって、トラウマが根本的に人間の心理状態を傷つけるという事実は変わりません。

ポール：それはトラウマ的な環境にいかに人が適応するかも示していますね。カンボジアの虐殺でもそうです。生き延びた多くの人々が、恐ろしいトラウマ的な環境によく適応しましたが、過度に警戒する状態はずっと続いています。

そのような状況は恐ろしいものだし、長期に及ぶ場合もありますが、ひっきりなしに起こるわけではありません。第二次世界大戦やホロコーストでさえ、終わりを迎えました。そしてそのような環境では、非常に回復力のある人でも、そのトラウマが持続します。

トラウマを引き継いでしまう

ダリン：カンボジアの虐殺で生き延びた人たちで、現在マサチューセッツ州に住んでいる人たちのグループを三十年後に調査したところ、彼らのうち、五十～七十パーセントの人たちにＰＴＳＤの症状があると診断されました。これは唖然とする数字です。約二十パーセントでさえ、アメリカの精神分析医には理解できません。いままで見たことがないものだからです。

ポール：その通りです。

ダリン：後成遺伝学、つまり環境の変化が人の遺伝子機能をいかに変え、それが引き継がれていくかについて私たちがやっていることを知ると、さまざまな遺伝子が、個別でも広い範囲でも、文化レベルで活性化したり不活性化したりするということがわかります。家族内で、ある種の特徴がトラウマの結果、大きく変化します。ホロコーストを生き延びた人の子どもたちには、私やあなたが扱っているような、うつや不安などのメンタルヘルスの問題を抱えている人の数がずっと多くなっています。

まったく驚くことではありませんが、それは現在私たちが理解している科学の基本となっているからです。科学者はかつてそれを子育てによるものとしか考えていませんでしたが、いまでは生物学的メカニズムについてもわかっています。

ポール：私たちはホロコーストを経験しなかった人の集団全体について話していますが、

彼らの脳もそれによって変わっています。全員ではないかもしれませんが、人数が多くなればパターンとして表れるのに十分な数です。

ダリン：そして現在では、シリアやコンゴ民主共和国などで同じことが起こっています。いまは集団トラウマの影響を生物科学の知識で数値化することができます。心理学用語で語っていただけの時代とは雲泥の差です。そういったものはすべて完全に絡み合っていますが、自然科学のほうが少し説得力があります。この二十五年間で、生物学的・心理学的側面がずっと理解できるようになっているので、現時点ではそれが事実かどうかというような議論はありません。

ポール：目の前で実際に見ているものを正当化しなければならないのは残念ですが、それが世の常ですし、人には確かなデータが必要ですからね。トラウマによって遺伝子のスイッチがオフになり、子どもの行動が変わっていくという話は、とくに人々の関心を引きます。話を聞いた人は、そこから目を背けることがなかなかできなくなります。

人の苦しみを数値化する

ダリン：私たちが法廷でやっている仕事はたくさんあります。ここで話しているような脳の変化を数値化できるだけでなく、人の苦しみを数値化することもできます。それによって、国連との話し合いや人権侵害捜査について話すときに大きな違いが生まれます。第二次世界大戦後のニュルンベルク裁判では、軍事法廷はナチスによる犯罪に完全に集中していて、そのために注意が向けられたのは殺害だけで、殺害はされなかった、あるいはなんとかホロコーストを耐えたけれども深い傷を負った何百万もの人々の心理的苦悩には注目が集まりませんでした。

ポール：そのような人々の人生は永遠に変わってしまい、その子孫の人生も変わります。そのような暴力はそれぞれの期間内だけで起こるものではなく、その暴力の遺産が、追跡がほとんどできないようなかたちで将来に向かって続いていくのです。

ダリン：ニュルンベルク裁判が行われたのは七十五年前ですが、一九九〇年代以降のボスニアでのレイプの犠牲者にも同じことが起こっており、それはそんなに古い話ではありません。レイプの加害者を起訴するために、犠牲者の証言を集めましたが、法廷の興味は重罪にあり、その後遺症ではありませんでした。

つまりこうは言わなかったのです。「あなたが味わったことすべてについて、お気の毒に思います。この人物はあなたに対して重罪を犯した責任だけでなく、現在のあなたの心理状態にも責任があり、その償いとして、あなたにはトラウマ治療の資格が与えられます」とは。

でも最近になって、変化が表れてきました。こういった国際法廷では、あなたや私がかかわっているトラウマの影響に焦点を当てるようになってきていて、犯罪だけでなく、犯罪の結果起こる心理学的な苦しみにも焦点が当てられています。これが大事なことなのです。悪夢や長びく不安だけでなく、このようなレイプの犠牲者には、離婚、家族からの追放、ＨＩＶ感染、望まない妊娠といった、さまざまなことが起こります。

ポール：犯罪は物語の始まりでしかありません。シリアで起こっていることや、ボスニアや第二次世界大戦などで起こったことを考えれば、明らかな真実ですが、そこまでのレベルではないトラウマ的環境でも本当のことです。たとえば、現在のパンデミックで起こっていること、これによるダメージはこれからも進んでいくでしょう。

新型コロナによるトラウマ

ダリン：新型コロナが、医療現場や、助けを求めないことにした人々に与える結果がわかるのは時間の問題です。すでに私がかかわっている地域のクリニックではいくつかその結果が出ています。ロックダウン中の家庭内暴力は増えていますが、その話はニュースからは漏れています。でも、クリニックにはたえず、殴られている、虐待する夫とともに家に閉じこめられている、悪夢を見る、あるいはもっと悪い状態の女性から電話がかかってきます。メディアは大局的な見方をせず、犯罪のみに集中していて、それはそもそも無責任な報道です。大事なのはその下流で起こっていることで、助けを必要としているそんな女性たちに実際に手を差し伸べることです。

ポール：それに巻きこまれている子どもたちにもですね。そして数年後に生まれてくる子どもたちにも。受胎前であっても、親の問題のせいで苦しむことになります。

ダリン：信じられないですよね。でも、それが現在の科学です。理論ではありません。それに、そのレベルのダメージの蔓延は国連の法廷が調査していることです。このような犯罪のなかには、トラウマの程度を念頭に置いて犯されるものもあり、その動機は特定の集団の人々の心理を実際に変えることです。

あまり大げさに言いたくはありませんが、軍がイラクの村を襲撃し、その村の女性たちを集団暴行すれば、それはもう性的満足のためだとはいえません。その村の心理状態を破壊してしまう行為なのです。戦争犯罪に関するかぎり、その意図には十分な注目が集まりません。そして結果として起こるトラウマを見れば、津波を生き延びた場合と自分に向けられた対人的犯罪に遭った場合では、かなりの違いがあります。

ポール：個人的な犯罪ですね。長時間かけて心理的な変化を起こすものです。

ダリン：その通りです。それは政権が武器として使うものです。私の祖父はナチス統治下のオランダに住んでいたのですが、労働収容所から逃亡しようとする者がいると、ナチスは彼らの身体を切り刻んで、木にぶら下げたと言っていました。その犯罪の意図はなんでしょう。逃亡しようとした人物を罰することだけでないのははっきりしています。

残った人たちに服従を強いるためです。

権力を持った人間がそういうことをするのは、テロ行為とは反対の抑圧的戦法と呼ばれ、社会的に追いやられたグループが攻撃してくるときに使われます。飛行機をハイジャックして、ビルに突っこむのはテロ行為ですが、テロリストは抑圧的戦法をよそで使っています。

ここで私が言いたいのは、恐ろしく生々しいことだけではなく、その動機の重要さに目を向けてもらうことです。こういった犯罪者は犠牲者の心理に影響を与えることをよく理解していて、彼らの本当の目的はそんな影響を与えることなのです。

トラウマが心を破壊していく

ポール：社会として私たちが経験するトラウマの多くには、実際にそこに心理学的意図があります。

ダリン：まさにそうです。制度化された警察の残虐行為はほんの一例にすぎません。ですからもしあなたと私（ふたりの白人男性）が車で移動していて、警察に止められたら、切符を切られることを心配します。でも、有色人種のふたりの男性なら殺されることを心配するかもしれません。そしてそれは理屈に合わないことではないんです。彼らは私たちと同じように警察とやりとりをしても、撃たれるんです。彼らの恐怖は当然のものだし、その恐怖は、たまたまリアルタイムで権力を持っていた人間が起こしたひどい行動の遺産の結果なのです。

私たちの文化における性的暴行と女性差別も同じです。レイプのようにはっきりしたひどいトラウマもありますが、つねに起こっている自覚なき差別や微小トラウマがあって、それが人にダメージを与える抑圧者に都合がいいかたちで文化を推し進めていくのです。

ポール：私たちの社会では、ほかの人よりも権利が少ない人や危険にさらされることが多い人がいるのが当然のことのようになっていて、まるで「そういうものだから」とでも言わんばかりです。それに疑問を持つことが少ないので、そういった態度に反論することは難しく、惰性になってしまっていることがたくさんあります。しかしそんな考えやそんな考えに基づいたシステムに疑問を抱くことは、社会の階層化を緩和したり、少なくとも階層化を長続きさせないためには必要なことです。そしてあなたが指摘したように、抑圧的なシステムの権力の一部が集団の心理を変えてしまうのは、トラウマが世界の知覚を変えてしまうとともに、そのなかの私たちの場所も変えてしまうからです。

ダリン：ヴィクトール・E・フランクルがホロコーストを生き延びた人たちについて書いた文のなかでそのことを記しています。それはPTSDだけでなく、想像を絶するトラウマのせいで神への信仰を失った人々のことです。それは診断ではありません。DSM（精神疾患の分類と診断の手引）にも載っていません。しかし、信仰を失うということは、人生を生きていくうえでの途方もない変化です。

ポール：そして信仰がどれだけの影響を持っているかを想像してください。どれほどの見識や信念や行動が宗教と結びついているかを。信仰心がなくなってしまったら、人はどうなるでしょう。

ダリン：トラウマ以前には自殺という選択肢など考えたこともなかったような人たちが一例です。〈国境なき医師団〉や〈国際赤十字〉からの報告では、信心深いシリア難民の母親たちが子どもを残してきたり、海で殺したりしています。それは完全な世界観の逆転です。彼らの文化と宗教では、女性はけっしてそんなことをしませんが、トラウマのダメージがあまりにも大きいためにすべてが変わるのです。これは極端な例ですが、トラウマ的な出来事がそれほど深刻でない場合にも同じことが起こります。ほんの数回打たれるだけで、人の現実の道筋は変わってしまうのです。

ポール：そうです。レイプや暴行でなくても、世界や自分に対する考え方を変えてしまうことはあります。私自身の人生でもそれに気づいたことがあるくらいですし、自分の経験したトラウマがそれほど大ごとだとも思っていないことが多いのです。

私はときどき、弟や母が亡くなる前には持っていなかった新しい考えを持つようになっていると気づくことがあるんですが、気づくのはそれだけなんです。自分で気づいていないことはどれだけ起こっているんでしょう。

それに、そういうものは私を個人的に苦しめることでさえなかったんです。あなたが言ったように、誰かが誰かを故意に傷つけるという側面は大きな違いを生みます。

ダリン：そうです。二〇〇四年のインド洋での津波を生き延びた人のなかには神に怒りを覚えた人もいれば、そうでない人もいて、それは彼らがその出来事をどう解釈したかによって変わります。それをいかに個人的なものとして受け取ったかです。カンボジアでも同じです。宿命という世界観を持っていれば、レイプされ拷問を受けたことをまったく違う意味にとらえます。こういった要素が回復力と機能不全に影響を与えます。

たとえば、津波で両親を亡くした子どもたちは明らかに苦しんでいます。大切なものをすべて失い、孤児になったのですから、もちろんその精神医学的結果が小さいと言いたいわけではけっしてありません。しかし、彼らの世界観が大切なのは、世界観というのが自分のトラウマをどう経験し、それが起こったあとにどのように成長していくかを決める要素のひとつだからです。

PTSDはトラウマの一症状にすぎない

ポール：個別のトラウマに苦しむ人のことを思い返しています。自分が選ばれて個人的に攻撃されたと感じるトラウマです。そしてそれが、彼らの世界の感じ方をすっかり傷つけてしまうのです。精神分析の世界はそれを理解するチャンスを逃していると思います。PTSDの項目に当てはまらなかったら、大丈夫だ、トラウマではない、という具合に。これが人々に大きな損失を与えていると思います。トラウマを負ったときには、あらゆる種類の症候群が表れる可能性があり、そのなかのひとつがＰＴＳＤであるだけで、ほかにもかなりの症状があります。あなたが言ったように、神への信仰を失った人に関することはＤＳＭには記載されていません。

ダリン：ＰＴＳＤの診断は、必要としている助けを得るためには便利になることが多いです。とりわけ、私たちが話しているような国際的で大規模なトラウマの場合には。私たちの脳はトラウマ後には予想可能なかたちで変化し、ＤＳＭではその結果起こる思考や行動がどのようなものになりがちかを把握しています。

しかし、ＰＴＳＤが決定的なものではないことははっきりしています。優秀なリトマス試験でさえありません。あなたの指摘に対しては、ＰＴＳＤの項目に当てはまらない生存者を保護したケースがあり、そのために再考され、正確ではない推測が行われました。保護を求める人がＰＴＳＤでなければ、そのトラウマはたいしたことではないというような間違った推測です。それはトラウマを考えるうえでまったく逆のプロセスであり、考え方です。

ポール：ＰＴＳＤというのはトラウマで問題が起こるほどの苦しみを味わっている場合の

優秀な指標になりますが、ダメージの大きいトラウマに苦しんでいても、PTSDではない場合もあります。PTSDは診断として重要であり、便利なものですが、それはトラウマのなかの小集団を見ているだけで、〝本物のトラウマ〟だけがPTSDを発症するという考えは大きな問題です。紛争地帯で人々が経験した恐ろしいこととは比べられないかもしれませんが、それでも人生を変えてしまうようなトラウマに苦しむ患者個人に、これは当てはまります。

そして彼らはPTSDと判断されないために、その苦しみは数に入れられなくなってしまうのです。さらに悪いことに、その苦しみが偽物だと言われてしまうことまであります。

ダリン：「PTSDじゃないんだから、本物じゃない」とか、「あなたのトラウマ的な体験はそれほどひどいものじゃない」とかね。

ポール：トラウマを抱えた人はつねに間違っていると言われます。明らかにトラウマの結果として起こっている、認識可能で一貫性のある問題があるのに、PTSDの診断に一致しないからといって、無視されたり、却下されたりするのです。

ダリン：私たちはその問題を国際法廷に提出する報告書に入れようと考えています。PTSDもまだそこに含まれていますが、トラウマが別のかたち、機能不全につながる重要な問題として表れるということも伝えています。

ポール：本書の目的のひとつは、トラウマとPTSDが同じものではないことを示すことなので、あなたが国際的なスケールで同じことをしていると聞いて、自分のやっていることが正しいとわかりました。レイプされたり、戦闘に参加したりした人にトラウマが起こるのははっきりしていますが、そのような状況で起こりうる結果はPTSDだけではありません。さらに、トラウマはレイプや戦闘よりもずっと多くの状況で起こります。私がここで言いたいのはそういうことです。トラウマがいかに蔓延し、誤解され、重要であるかについて、なんとしてもみなに知らせたいのです。

ダリン：いまではそんなことは常識になっていると思っていましたよね。シェイクスピアもそれについて書いているし、これまでにトラウマに関する数えきれないほどの研究が行われてきました……。ディズニーの『美女と野獣』の最新のリメイク版にも出てきていて、そこでは野獣が子ども時代のトラウマのせいでいまの姿になったのだと描かれています。

トラウマの証拠はずっとあるんです。注意を払う必要があるだけです。そのあいだに、幅広い科学がこれからも発展していくのですから。

第7章 社会的なトラウマがもたらすもの

一九九〇年代初頭にようやく鉄のカーテンが消えたとき、ほんの数カ月前までは想像もしなかった場所に思いきって行くことにした。徒歩でハンガリーを横断したあと、当時のチェコスロヴァキアでしばらく過ごした。どちらの国でも、人々はアメリカ人に会って興奮し、私も同じように彼らに会って興奮した。彼らと過ごした時間は希望に満ちていたことを覚えているし、真実、人権、公平さ、よりよい生活を求める誰にとっても平等な機会を与えるという祖国の規範と自分が同調していると感じていた。

それは三十年前だ。私たちはどうしてここまで道を外れてしまったのだろう。

この疑問に対する答えは複雑で、誰に尋ねるかによっても違ってくる。トラウマに引き裂かれているかぎり、いまは議論をしているときではないと思う。船を正しい方向に進めるために協力することをもっと考えるべきだ。

冷戦中は、アメリカ国民の多くが自国を善の力だと考えていたのを私は見てきている。私たちは完璧ではない。完璧にはほど遠いが、自由と礼節を目指していた。そうするための最善の方法については議論をしていたかもしれないが、そうしていたときも、現在の私たちのように敵意をむきだしにしたり、侮辱的な態度を取ったりはしていなかった。自分たちには共通点が多くあることがわかっていて、どちらの側の政治家たちもある程度は礼儀正しく振る舞い、彼らがそうすることを私たちも期待していたのは確かだ。結局のところ、私たちはアメリカ人で、共通の敵のために自分たちのエネルギーと国力を蓄えておかなければならなかったのだ。

私が通っていた中学校にはかなり厳しい規律があった。とはいえ、そこは子どもなので、ある日、みんな揃ってランチルームで食べ物を投げ合うことになり、要するに、そこをゴミ捨て場にしてしまった。罰として、すっかりきれいにしてから廊下を何度も行進させられ、自分たちはなんて馬鹿だったんだろうと考えたことを覚えている。私たちは同じ町出身の子どもの集まりで、いつでもランチタイムにはお腹を空かせていた。それなのに、食べずに投げ合って、その日の残りを兵隊みたいに歩きまわらなければならない羽目になったのだ。

わが国の現状が食べ物を投げ合うことより深刻であることは確かだが、それでもここにはなんらかの教訓がある。私たちは同じ国出身の人間の集まりで、何かに飢えている。それは安心感であったり、安定を取り戻すことであったり、信頼できる栄養（文字通りでも比喩的な意味でも）であったりする。そして自分たちの行動の結果がかなり悲惨なのは、おたがいに攻撃し合ったり、トラウマを与え合ったりしているからだ。私たちは自分自身の（最悪の）共通の敵になってしまったのだ。

恐ろしい環境下で破壊される自分自身

●ガスマスクの少年／エピソード

一九九〇年にソ連を訪問することができた。その年に規則が変わって、それまでは旅行者がけっして行けなかった場所に監視下での旅行ができるようになっていた。私はある町の小学校を訪ねるツアーのグループに入っていた。その町には第二次世界大戦末期から外部の人間が来たことがなく、子どもたちは私たちの到着直前にアメリカ人が来ると知らされていた。私がグループの先頭に立って教室に入っていくと、最初に目に入ったのは、怯えている少年だった。十歳くらいの子だったが、五十年前のガスマスクをつけていた。

私が入っていったときには、逃げることも、先生の陰に隠れることも、戦おうとして拳を振りあげることもしなかった。その子やクラスメイトたちが聞いていた、アメリカ人が来るという恐ろしい情報の混乱のなかで、その子はただガスマスクをつけて、次にやってくる惨事がなんであれ、それを待っていたのだ。子どもたちはみな、同じような時代遅れのマスクを与えられていた。町のなかには第二次世界大戦後からまだ修復されていない橋や建物が残っていた。

私はたくさんの質問をし、監視ガイドのひとりが堅苦しい役割から抜け出してくれたので、本物の会話ができた。そのガイドもかつてはそんな子どもだった。みな、戦争はすぐそこまで来ていて、次にやってくるのはアメリカ人だと教えられていた。

そんな環境で育つのがどのようなものか想像してみてほしい。つねに外部の人間からの暴力に怯えているのだ。あの男の子は国際政治も、世界がどう変わっているのかも理解していなかった。自分を破壊しようとする脅威があることだけを知っていたのだ。そんな状態で、彼が安心・安全を感じられたはずはない。

●振り返り

冷戦中のアメリカで育ったのなら、あなたの側の体験はどんなものだっただろう。人生のその時期にどれくらい安心・安全を感じただろうか。冷戦という大規模な社会的トラウマは、現在のアメリカの大人にどのような影響を与えた可能性があるだろうか。

何のための決まりなのか？

●私がやっているのはよくない仕事？／エピソード

以前、高度の精神疾患患者のグループの担当を引き継いだ。長期間ほとんど回復が見られなかった人たちだった。そのなかのひとりの助けになろうとして、自分ではいい仕事をしたと思っていたのに、よくないことをしたと思われたことがあった。

グループ内のある患者は大柄な中年男性で、いつでも分厚いトレンチコートを着ていた。いかめしく威圧的で、みなが彼を恐れているようだったが、彼に慣れていて、暴力をふるうことはないとわかっている受付係たちは別だった。この男性は社会福祉課の指示で精神科医の診察を受けることになっていたが、実際に診察室に足を踏み入れることはなかった。みなに痛めつけられるのではないかと思っていたからだ。人が自分の背後を歩くことさえ許さなかった。

このような恐怖のせいで、彼は待合室に来るだけで、そこで医師と数語の会話を交わし、協力するつもりがないことをはっきりさせていた。時間がたつにつれて、私は待合室の隅にいる彼と会って関係を築いていった。やがて彼は私の診察室まで歩いてくる（なかには入らないが）までになった。そのときは私が前を歩いていた。こうして診察室の入り口で短いセッションを行い、そこで私はファイルには収められていない彼の来歴がわかるようになった。

この男性は生活するなかでの人種差別に苦しんでいた。その件について直接話ができるようになり、やがて私のことをもう少し信用してくれるようになった。彼が本当に助けを必要としていることもわかった。彼にはつねに声が聞こえていて、脳が時間の制約を理解しづらく、空腹や疲れているときには混乱してしまい、家族は深刻な貧困状態にあった。時間通りに診察室に来るための唯一の方法が、毎週妻にクリニック行きの正しいバスに乗せてもらうことだった。彼にとっておそらくいちばんつらかったのは、十歳の息子のよい父親になれないことだった。ふたりはおたがいを愛していたが、ただ彼の具合が悪すぎたのだ。何よりも、息子の野球の試合に行って、応援して、自分が息子を自慢に思っていることを見せたいと思っていた。

信頼が高まるにつれて、彼は必要な薬をのむことに積極的になり、実際に私の診察室に入ってくることも増えていった。薬が効きはじめ、被害妄想が減り、以前ほど例の声が聞こえなくなり、考えがまとまるようになってきた。息子と過ごす時間も増えていった。息子の野球の試合に行きたいという望みさえかなえられた。私にとっていちばんうれしかったのは、彼の妻からの電話で、彼女は涙ながらに、夫が薬をのんで、息子の父親になる方法を学んでいることにとても感謝していると言ってくれたことだ。

その後、私の仕事が基準から外れているという通知を受け取った。待合室で会っていると報告していたのに、実際はそのあいだ患者は診察室の入り口にいた。それがとんでもないことだったのだ。どうやら、患者が診察室に入りたくないのなら、帰らせるべきだったらしく、つねに自分の後ろを歩かせたことで被害妄想を強めてしまったとも非難された。

患者が必要としていたものは規則が要求するものとは相いれなかった。私の患者がそんなシステムを信頼していなかったのは当然のことだ。人種と貧困のせいで、彼も妻もどんな助けも得られないと思うようになっていて、システムのほうも彼らに気を配るようにはつくられていなかった。

●振り返り

社会システムは、私たち全員の利益になるもののはずなのに、残念ながら、そうなっていないことが多い。思いやりのないシステムが押しつける規則と要求が、この男性と家族に味あわなくてもいい新たなトラウマを与えてしまった。あなたや愛する人が、助けてくれるはずの機関や組織に無視されたり、完全に拒絶されたりしたときのことを考えてみよう。それはどんなものだっただろうか。この男性の体験と比べてどうだろうか。

思いやりの喪失が社会にもたらすこと

目の前にある問題とその解決策は、自分たちが世界を見ているレンズによって変わってくる。これは私にとってもほかの誰かにとっても同じで、この本で何度も繰り返しているように、トラウマは私たちのレンズを変えてしまう狡猾なやり方を持っている。理想的なのは、自分のレンズを意識し、そのレンズによって自分の体験や信念やほかの考え方が自分の世界をどのように色づけているかにもっと注意を払うことだ。

私自身の人生を振り返って驚きを覚えるのは、人生にふたつのはっきりした部分があったと感じることだ。人生の大きなトラウマになったことが起こる前と、その後の人生だ。

以前は、私にとっての世界はもっと理にかなったもので、それを理解する自分の能力に自信を持っていた。少なくとも、自分が傷つきやすい人間ではないと思えていた。

人生のふたつ目の部分では、私の体験はかなり違っている。たいていの場合、世界で起こることを警戒していて、自分が理解していることや、何があっても前に進んでいける能力に対して、かつてほどの自信はない。部分的には、私のレンズの変化は自分の個人的なトラウマによるもののはずだが、それだけではない。私たち全員の世界の見方が変わるような、大きな流れが起きているのだ。

社会の一員である私たちには、トラウマを完全に消し去る力はない。親は死んでしまうし、交通事故は起きるし、病気が起こるのも生物学的事実だ。そうはいっても、不必要なトラウマに殺されたり、そもそもそんなトラウマにとらわれたりしないために、もっとうまくやることはできる。ひどい対立を起こす社会環境は、トラウマを防げなくする大きな原因だ。現在私たちを取り巻いている政治情勢は、どういうわけか個人的侮辱や攻撃が、普通とは言わないまでも、許されるものになってしまっている。

あまりにも多くの人が、自分とは違う人たちにアレルギー反応を起こし、背を向ける傾向にあり、そんな人たちの苦しみなどなんとも思わなくなっている。

思いやり、共同体、人間性が社会全体で衰えていて、そのためにさらなるトラウマを生むことになり、わが国の基盤そのものを弱体化させている。そのダメージは、あまりにも多くの人が自国の旗をまとって忠誠心を見せているうちに増幅している。その旗は本来、私たち全員の支えになるはずのものなのに。

私たちを分断する大きな力があっても、私たちをつなぎ合わせる力のほうが強いと私は信じている。そう言えるのは、二十年以上にわたって医療現場で働いてきて、その職場も緊急治療室、高齢者施設、都心の病院、地域診療所とさまざまで、ホームレスから大富豪まで幅広い人種と宗教の人々とかかわってきた人間だからだ。

事実として言えるのは、トラウマは私たち全員に影響を与えることだ。ほかの人よりも大きな打撃を受ける人もいるが、トラウマは驚くほど似たような（そして予測可能な）ことを、誰に対しても仕掛けてくる。妙なことに、トラウマは私たちを分断するものであると同時に、私たち全員をつないでいるものでもあるのだ。

トラウマそのものと同様、社会的対立も避けがたい。しかし、その対立を公正な方法で解決するよりも、対立を生んで広げるほうに気持ちが動くようになれば、対立がさらなる傷とリスクに、とりわけすでにリスクのある人たちに油を注ぐことになって、もっと多くのトラウマを生んでしまう。それは物騒なループで、日を追うごとに危険を感じるようになる。このような自己増殖性のループは、家族の力関係、職場、友人関係のなかによく見られるが、社会的レベルでのトラウマのサイクルは、私たち全員にとってすべてを悪化させてしまうものだ。

人生から足を踏み外させ、相手からも離れさせてしまう

トラウマと恥と社会の無関心は、病気と機能不全と暴力を増やす。社会としての私たちの意見を形成し、そこから起こる問題の解決を妨害するものでもある。トラウマは人生から足を踏み外させ、相手からも離れさせてしまう。トラウマは私たちを恐怖と弱さに導き、孤立と苦悩という深い闇へと誘導する偽物の標識をつくる。注意して、協力しなければ、恥の迷路で自分を見失い、不健全な選択を続け、自分の幸福をおざなりにし、ほかの人、自分と同じようにトラウマに苦しむ人を傷つけてしまう。

私たちは市民としての対話をあきらめたり、民主主義の基盤となる価値観に背を向けたりしようとはしていないが、それでもそういったものが攻撃を受けている。生活におけるソーシャルメディアの広がりによって、ひとりで家にいてほかの人とほとんどかかわらなくてもいいようになっているが、その一方で、特定の領域におけるありとあらゆる視点の

考えを知ることができ、そのなかから最強で、もっとも荒唐無稽で、多くの場合もっとも攻撃的な意見に、いちばん注目が集まってしまう。

そしてその興奮が高まるほど、ほかの人の考え、とりわけ自分とは見た目や考え方の違う人、あるいは同じニュースサイトやチャットルームに来ない人の考えはどうでもよくなっていく。多様性が豊かさと同義語ではなくなって、その言葉に疑いと敵意の目を向けられることが増えている。

どうしてこんなに多くの人がいらついて、蒸気の出口のないやかんのように、威嚇するような音を立て、爆発するぞと脅しているのだろう。私のまわり(そして鏡のなかの自分)を見ると、トラウマと恥とその共犯者たちがいっしょになって、こんな生き方を私たちに押しつけていることがわかる。

トラウマは自分をほかの人から遠ざけ、自分に怒りを向けさせ、良心に恥じない生き方ができなくなるようにする。良心に恥じない生き方ができなくなったら、どうやってほかの人と生きていけるだろう。トラウマは鏡を曇らせ、窓の外の景色をゆがませる。そうなると自分の姿が見えなくなり、ほかの人たちの違いが害を与えてくるものにしか見えなくなる。これは変えなければならない。

第8章 社会的な病の解決策

本書ではおもに個人的なトラウマ体験に焦点を当て、トラウマを防ぎ、そのレベルでの症状を緩和させる方法について述べているが、本書の第2部で取りあげた社会的な要因にも、なんらかの有益な提案が必要だ。ここで示すものがすべてを網羅しているわけではないが、社会的に発生（そして社会的に体験）したトラウマに関して、何か足がかりとなるものをこの章で見つけてもらえればさいわいだ。

謙虚さを育てる

私が驚き、恐れを感じているのは、疑いようもなく間違っている指導者がその間違いを強化し、何があってもその行動の責任を取らないようにしていることだ。この戦略が人気を呼んでいることで、礼節よりも私利私欲やいじめを優先するような環境がつくられている。どうして世界に謙虚さがなくなってきているのだろう。

謙虚であれば、人との交流から学ぶことができるし、妥協することも学べる。謙虚であれば、自分とは見た目が違ったり、奇異でなじみのない信念を持つ人の人間性が理解できるようになる。謙虚であれば、燃えている橋が私たち全員を傷つけるということを思い出させてもくれる。こういったことを考えれば、私たちの指導者は、国民のために謙虚さの模範となるような仕事をするものだと思うだろう。

かならずしもそうなっていない理由は、私たちが謙虚さと恥を混同していることにあるはずだ。そしてこの決定的な間違いが行きつく先がトラウマだ。なぜなら私たちはトラウマに感染すると、恥を感じ、怒りを覚えることが多いからだ。

そうなると、自然な謙虚さで接して、それを表現しなければならない状況であっても、それを怒りや恥というレンズを通して見てしまう。怒りであれば人に対して傲慢で攻撃的になり、恥であれば目をそらす。ときには目をそらすことで、何か恐ろしいこと、人が溺れかけていてパニックに陥っているようなことを、必死で避けようとしてしまう場合もある。しかし、必死さが攻撃と見分けがつかなくなると、そのどちらであっても、たまたま近くにいる人を傷つけることになる。

このようにして苦痛は、どんなかたちであれ、武器化してしまう。**武器化された苦痛は他人を傷つけやすく、その傷は恥というかたちで表れることが多い。**ときには、その武器がもっと深刻なものになる場合もあり、子どもから親を引き離したり、子どもを檻に入れるというようなことも起こる。どんな武器であっても、トラウマのほうが勝つ。世界に不幸が多ければ多いほど、恥と怒りは増大し、このサイクルが何度も繰り返され、勢いを増していく。

このことを直視し、自分にも他人にも責任を持たせないかぎり、根本的な問題を解決することはできない。正しくあることよりも、妥協することに重きを置くというのはどんなものだろう。政府、企業、宗教などのリーダーたちに、トラウマの連鎖を断ち切り、謙虚さと礼節を優先させる態度を示させるために何ができるだろう。

このような解決策は手の届くところにあるが、人生において変えたいと思うことのほとんどがそうであるように、まずは自分自身から始めなければならない場合が多い。

――自分の核となる価値観を思い出す

何千年、何万年もいっしょに暮らしてきた人々の集団を想像してほしい。数世代前に、その集団はふたつの部族に分かれ、もう自分たちは敵同士であり、共通するものは何もないと思っている。いまは別々の場所に住んでいるので、片方は川の神、もう片方は太陽の神を崇拝している。干ばつになるといつでも、川の神の崇拝者たちは太陽の神の崇拝者のなかから何人かを誘拐し、溺れさせる。洪水が起きるといつでも、太陽の神の崇拝者たちは川の神の崇拝者の何人かを誘拐し、火あぶりにする。こんな犠牲を払っても、干ばつや洪水は続く。むしろ、悪化しているように見える。それは、迫害のなかには神はいないからだ。川の神も太陽の神もいない。迫害には価値も解決策もない。あるのは苦しみだけで、苦しみはさらなる苦しみを生む。

　宗教を批判しているわけではない。私の意見では、世界の宗教の核となる価値観のほとんど、とくに、思いやりと共同体と人間性を重視する価値観には従う価値がある。宗教的価値観自体が問題なのではない。問題が起こるのは、その価値観がすっかりゆがめられてしまったときだ。これはトラウマのせいで、**トラウマは私たちの価値観をゆがめ、それをほかの人、とりわけ異なる人、そして弱い人に向けた武器にしてしまう。**

　迫害は、思いやり、共同体、人間性とは正反対のもので、露骨であれ、微妙であれ、迫害がどのようなかたちで表れていても、それを認識できるようにならなければならない。同意した成人間の結婚の拒否や、労働時間を給付金基準点のすぐ下に抑えておくことや、公職者の職権乱用や、自国の荒廃から逃れてわが国に避難してきた人々を罰するといった、社会的迫害行為はどれも、世界が支持すべきである思いやり、共同体、人間性を破壊するものだ。

ただ、トラウマとその共犯者、そしてそれらが生み出す苦しみだけが、私たちが生まれながらに持っていて、民主主義を自称するどんな国でも基礎となるはずの、真実と尊厳という価値観を認識できないほどねじ曲げてしまう可能性がある。私たちはそれよりもすぐれている。私たちはそれよりもいいことができる。

がんや交通事故や地震やウイルスは、ありあまるほどのトラウマを生み出す。これ以上のトラウマがつくられつづければ、私たちはもう終わってしまうかもしれない。さいわい、私たちにはまだこの問題に対する選択肢がある。必要なのは、「もうたくさんだ！」と言って、同じ星の住民という立場で核となる価値観を思い出すことだ。これは一般的な解決策だが、自分向けにアレンジできる。

思いやり、共同体、人間性を信じているのなら、そのような価値観を人生の最前線に据える方法を見つけてほしい。それが私たち全員のためになるのだから。

人に心を開く

弱者であるほど、トラウマからの回復が困難になる可能性がある。住む社会から権利を剥奪されたり、差別されたりする人々は、偏見に満ちあふれ、適切な援助が得られない世界で助けを求めたり、受けたりする際に、さらなる障害に遭遇する。特権を持つ私たちは、特権を持たない人たち、とりわけ人種差別に苦しむ人たちを助けることができる。そのための一歩は、全力を尽くして、彼らが身をもって体験したことが自分とは大きく異なることを理解し、彼らに蔓延している弱さという感覚に心を開き、それを自分の体験のように感じることだ。

最近、ある黒人男性が絶望を訴え、息子の安全が心配でたまらないと語っているニュース映像を見た。息子がただ肌の色が違うという理由だけで撃たれてしまうかもしれないと心配しつづけ、なかなか眠れないという。他人の苦しみから目をそらすのは簡単だ。パソコンやテレビでそれを見ているときはとくにそうだし、その人に共感できなければ、なおさらそうなる。

この場合でいうと、私は白人で、息子もおらず、人種差別で自分の子どもが殺されるという心配もない。ある意味、その男性とはまったく違う。しかし、共有する人間性があって、全力を尽くして彼の体験に自分自身を開くことができれば、世界の思いやり、共同体、人間性に向かい、トラウマの被害を軽減する一歩となる。

恐怖を手なずける

世の中に悪いニュースがあふれているように思えるときは、それを感じながらも、つねに恐怖のなかに身を置かないことが大切だ。これが個人的な問題でないのは、私たちの神経系はほかの人の神経系に影響を与えるからで、子ども、配偶者、親、友人、地域社会の人々について考えるときに、そのことを覚えておくと役に立つ。

私たちにはみな、自分の基準値があり、特定のポイントを越えると、大きすぎる不安は悪影響を及ぼす。この原稿を書いている時点では、世界はまだ新型コロナのパンデミックの渦中で、アメリカだけでも何百万人もの人が感染し、何十万人もの人が死亡している(世界の死者の四分の一近くがアメリカ国内のものだ)。ウイルスが生んだ不安は病気そのものよりも速く広がり、恐怖によって生まれたさらなる問題が、すでにトラウマを抱えた社会にさらなるストレスを与えている。ここに挙げたのは、その恐怖を軽くし、できるだけ手なずけるためのアイデアだ。

- 健康的な習慣を続けるか、新しくつくる。十分な睡眠、運動、健康的な食事で、セルフケアを実践する。
- 恐怖に触れる機会を減らす。恐怖の火をかきたてるのは簡単だ。燃え盛っている火を消すのはずっと難しい。メディアにさらされたり、ストレスの多い会話をしたり、ネガティブな思考パターンになるときは、自分の限界を知っておこう。
- 大切なことに集中する。自分にとっていちばん大事なことを思い浮かべ、ほかのことは手放す。自分の価値観とその価値観と一致する行動は何かをよく考える。特定の日に、できるだけ時間をかけて、自分のいちばん大切なことにつながる行動をする。
- 助けを求める。私たちは誰もがすべてを自分ひとりでするようにはできていない。思いやり、共同体、人間性も、ほかの人に手を差し伸べ、彼らに助けてもらうことを意味する。恐怖が大きな打撃を与えようとしてきたら、家族、友人、メンタルヘルス・

サービス、地域で自分が信じているほかの組織に助けを求めることを忘れないように。

一時しのぎの解決法を避ける

ほとんどの人はすぐ手の届くところにある答えに慣れている。何か問題が起きれば、すぐに解決できることを期待する。ほとんどの人が複雑な問題に対して短期間での解決策に頼る傾向が強すぎる。結局のところ、そんな解決策はうまくいかず、当初より多くの困難を抱えることになってしまう。

私たちはお腹が空くと、いちばん近くにある、あるいはいちばん安いジャンクフードを手に取る。これで多少は空腹が満たされるが、この習慣が続くと肥満や心臓病や糖尿病を引き起こす可能性が高くなる。子どもが学校で仲間を殺害する事件がまた起こったと報道するメディアの番組を恐怖の目で見て、銃を持つ権利について議論する。そんな議論は子どもたちの将来の安全を確保することとはなんの関係もない。

実際にお金を稼ぐ前に使ってしまい、さらなる借金のスパイラルに陥り、そうなると収支が合うようになるまで稼ぐことはできなくなってしまう。自分とは異なる意見や生き方の人に出会ったとき、興味と好奇心を持って彼らに接するのではなく、彼らを閉め出し、侮辱し、おとしめ、場合によっては基本的な権利を認めない。バナー広告を鵜呑みにして、買うつもりのなかったものを買ってしまったり、同じ悲惨なニュースを違うパッケージで何度も何度も読んでしまったりする。

ときには自分の行動を点検し、それを再調整することが助けになる場合もある。どのようなストレス要因があるにせよ、自分が考えている選択肢が今後本当に解決につながるかどうかを全力で分析しよう。

自分自身や他人を大事にするには、世界を大事にするのと同じで、自分の行動や信念をときおり見直すことが必要になる。そうすることで、私たちが共有するトラウマが軽減され、今後のさらなるトラウマの発生を防ぐ助けになるだろう。

第3部 ◉ 脳の取扱説明書

十億の星が夜空を回転し、
あなたの頭上で輝いている。
ただ、あなたのなかにその存在が生まれるのは、
すべての星が死んだときだ。

——レイナー・マリア・リルケ『栄光のなかの仏陀』

第9章　トラウマが思考に与える影響

三十代半ばで、私は二カ国にまたがる四つの大学での五年間の学業を終え、医大も卒業し、精神科と神経科での臨床ローテーションも終えた。その経験から気づいたのは、自分がそのとき学んでいたことは、中学校で学んでおくべきだったということだ。

そのようなレッスンの中身は本書に書かれていることとよく似たものになるだろう。そのなかには、情動と気持ちと感情の重要性（詳細は第10章）とともに、この三つがどのように論理をくつがえし、記憶を変え、その記憶の意味さえも変えてしまうかということも入っているはずだ。

また、トラウマがいかに伝染しやすいかという説明や、不幸の巨大なオーケストラの見えない指揮者としてのトラウマの役割についての説明も含まれるだろう。そこではまた、恥とその共犯者がどのように私たちの脳を乗っ取るかを明らかにし、家庭から地域社会、国家、そして世界へと広がっていくうつ病、依存症、恐怖による孤立、暴力の連鎖への道をトラウマが開く仕組みも説明されるだろう。これらは、子どもたちが早い時期に学んでおくべきだと私が考えていることのほんの一部だ。もちろん、年齢に応じた方法で。私はそれを〈脳の取扱説明書〉と呼んでいる。

論理と感情と記憶

人間は論理的な生き物だと考えたいが、たいていの場合、実際は脳には論理と感情の両方の複雑なシステムがある。これらのシステムからインプットされたものは、私たちが決断を下すために脳で統合されなければならず、それぞれのシステムが同じことを言っているのなら、決断はとても簡単だ。これは、分け合って食べるためにアイスクリームの味をひとつ（しかもひとつだけ）選ぶことになったふたりの人間のようなものだ。ふたりが同じ味のアイスクリームを食べたいのなら、何も問題はない。でも、ふたりの意見が合わなかったら？　ここで事態が興味深いものに転じる。

結局のところ、**感情は論理よりも深く脳に根ざしている**。感情的な面のほうが進化的に古いからだ。つまり、重要な問題で脳が論理に一票、感情に一票と、ふたつの票を集計している場合は、どんなものであれ、きまって感情票のほうが優先される。たとえば、愛する人が燃えているビルに閉じこめられていたら、論理的な脳は「なかに入ってはだめだ」と言うが、感情的な脳は「すぐに駆けこめ」と命じる。

だから、見込みがほとんどない状態でも、自分の命を懸けてほかの人の命を救おうとする人の話があとを絶たないのだ。

もちろん、脳は単純なイエスかノーの意思決定よりも微妙なものだ。可能であれば、論理と感情の両方を統合するためにできるだけのことをする。アイスクリームの話題で話を続けるなら、論理がチョコレートを欲しがって、感情がバニラを欲しがったら、その人はチョコとバニラのダブル（あるいは、感情が優位になる可能性があるので、Sサイズのチョコとしサイズのバニラ）を買って店をあとにする可能性が高い。

はっきりした妥協点がない場合、実際に決断するまでは、脳は論理を優位に立たせるかもしれないが、感情がつねにひそかな発言権を持っている。つまり、論理がチョコレートを望み、感情がバニラを望んでいる場合は、論理が次のように自分の主張を述べる。

しばらくチョコレートを食べていないし、ここのチョコアイスは町でいちばんだってみんな言ってるよ。感情がその後ろでこうささやく。チョコレートのほうが脂肪が多いから、寝るときに気持ち悪くなることが多い、と。それが本当のことでなくてもそう言う。脳はこの時点ですでに、主張に十分説得力がある論理に味方しているが、アイスクリーム屋に向かう道すがら、別のことを考えはじめる。するとその人はカウンターに行って、何も考えずにバニラをダブルで注文するのだ。

トラウマは感情を変化させ、変化した感情が決断する

ここで何が起こっていたのだろうか。基本的には、感情はつねに後ろでささやいていて、見つけられたバニラのボタンがあれば、ともかくそれを押し、脳は意識下で感情の言っていることを実際に聞いている。こうやって人は感情の思い通りになるのだが、それにどれだけ説得力があるかとか、その力を役に立つかたちでどうやって使うかについては、わかっていないことが多い。

ここが、私たちが知らないうちに恥やトラウマのほかの共犯者たちが活動しはじめる場所である。というのも、そういうものが私たちの感情と意思決定の感情面に直接影響を及ぼしているからだ。私たちの決断は論理に基づいているように思われるが、トラウマの影響を受けた感情が実際は主導権を握っている。すばらしい仕事の求人に応募しないのは失敗が怖いから、（明らかにこちらに好意があって興味を持っている）人をデートに誘わな

いのは自信がないから、自分を大切にすること（正しい食事、運動、十分な睡眠など）をやめてしまうのは自分には世の中で健康で善良だと感じる値打ちがないと思うから。トラウマは感情を変化させ、変化した感情が決断するのだ。

ある患者は、非常に頭がよく、人柄もよい若い女性だったが、大学の奨学金を辞退して、恋人のそばから離れなかった。彼女の恋人は、酒を飲みすぎ、暴言を吐き、ときには暴力を振るうなどし、それが彼女のせいなのだと思いこませていた。ふたりの関係や、ほかのチャンスがあったのに彼のもとにとどまる決意について話すと、彼女はとても落ち着いて論理的に話してくれた。

トラウマと恥が彼女の脳を乗っ取って、彼以上の人は見つからないし、どっちみち自分にはそれ以上いい人生を送るような資格はないと思いこませていたのだ。奨学金を辞退してその場にとどまり、よりよい人間関係や将来に対する希望も基本的にあきらめてしまうのは、彼女にとってはとても合理的なことだった。

悲しいことに、この話には続きがある。私はこの若い女性を昔から知っていた。以前は、自分の可能性と、人生で成し遂げたいことのために立てた計画のすべてにわくわくし、健全な自己イメージを持っていた。頭がよくて、おもしろくて、やさしいという、みなが喜んでくれるような長所を持っている自分が好きだった。

ところが、十代半ばになると、両親の関係が悪化したせいで、彼女がおざなりにされるようになり、自分には両親に時間を使ってもらったり関心を払ってもらったりする価値がないのだというメッセージを受け取るようになってしまった。親は彼女の居場所や行動を把握しなくなり、本人も自分の居場所や行動をあまり気にしなくなった。それまでなら考えられなかったような危険を冒すようになり、学校の仲間の数人が彼女を利用しようと狙いをつけてきた。一連の性的暴行を受けたあとで、彼女は自分が損なわれたと思い、さらに悪いことに、それが自分のせいだと思いこんだ。

この女性は、かつて自分のことをどう思っていたかを忘れてしまった。将来の夢にあふれていた少女が、そうではないと思いこませる思考と感情に苦しんでいた。自分がきちんと扱われるべき人間だと考えていなかっただけではない。この新たな思考と感情は、自分には〝傷つけられない〟資格がない、と思わせたのだ。

ティーンエイジャーのころから知っていたこの若い女性はもう死んでしまった。厳密に言えば自殺ではない。だが、自分のケアをやめてしまい、ドラッグに溺れ、そのせいで〝事故死〟するという可能性を劇的に高めてしまったのだ。

彼女の変化やセルフケアの放棄については、彼女の責任だとは思わない。**責任はトラウマと、予測可能なパターンで展開することに目をつぶっている社会にある。**

そこには、苦しみを犠牲者のせいにするという傾向もある。世の中はそういうものだ、こうやって死ぬ運命の人もいるのだ、というような心ない考えに私たちは慣れてしまっている。

でも私はそうは思わない。この女性の死は完全に避けられるものだった。もう取り戻すことはできないが、彼女と同じような運命に苦しんだ人たちになんらかの正義が下されることを望んでいる。それはトラウマに真正面から向き合い、この恐ろしい狂気にストップをかけることから始まる。

認知力に目隠しをするもの

トラウマがもたらす非常に恐ろしい影響のなかには、トラウマが盗みを働くために私たちの脳にひそかに構築する目隠しのようなものがある。泥棒が家の前に巨大な壁をつくって、その壁にペンキで家の正面とそっくりな絵を描いてしまったと想像してほしい。通りすがりの人はいつもと変わらぬ同じ家だと思うが、そのあいだに泥棒はその裏で実際の家から盗みを働いている。トラウマが泥棒で、目隠しが家の前の壁だ。

目隠しというと普通は視覚的な意味だと考えられるが、私がここで言いたいのは、**脳の**

なかの特定の知識のまわりに壁がつくられることだ。そこに壁ができてしまうと、そもそもそこに何があったのかを思い出すことさえできなくなる。

私たちは普通、存在を知らないものを探すことはない。このようにして、自分が善良な人間で、幸せになるべきで、親切にされるべきで、どんなものであれ虐待に耐える必要などないのだという意識を失っていく。心のなかでは、以前知っていたことはすべてわかっていて、そこからさらなる学びを続けていくのだと思っているが、トラウマがあるとそういうわけにはいかなくなる。

トラウマに苦しめられている私たちには、なんらかのかたちでの認知力の目隠しがかならずある。

第5章で出てきた地図を覚えているだろうか。私たちは以前に使っていたのと同じ地図を見ていると思っているが、大切な情報が消されてしまっていることに気づいていない。それどころか、その地図はドラゴンがいる場所におびき寄せるように偽造されていて、私たちはそんなことが起こるなんてまったくわかっていない。正確そのもので役に立つ地図があったとしても、人生を進んでいくのは十分難しい。そこに認知力の目隠しが加わると、うまくいく可能性は激減する。自分の安全と幸福に対する深刻な脅威が見えていないからだ。

最近、子どもと鉄道博物館に行って、踏切では両側をしっかり見て、列車が来る音にしっかり耳を澄ますようにと念を押している展示を見た。よく注意して、左右を確認して、ラジオのボリュームを下げて音がよく聞こえるようにする、などなど。全体にわたる教訓は、列車が自分に向かってきていないことをはっきり確認するまでは踏切を渡らない、というものだ。これはいいアドバイスに思われる。確かな情報を見落とせば、かなり悲惨な結果をもたらすからだ。

つねにトラウマに苦しんでいる私たちには、なんらかのかたちでの認知力の目隠しがかならずある。これによって、人生で出会う危険、それが列車サイズであれなんであれ、それを避けることがさらに難しくなるかもしれないので、トラウマが脳を変化させ、世の中の大切な部分（大事な記憶も含めて）を隠してしまうやり方を学ぶことは、自分自身にかかっている。その方法はたくさんある。振り返る（本書で示している〝振り返り〟のようなもの）、体験や感じたことをほかの人（信頼できる友人など）と話し合う、必要なときにはプロに助けを求めるなど。

それに不可欠なのは、自分自身に対する正確な見方とともに、自分のまわりの世界に対しても明確で幅広い見方で対処することだ。トラウマに盗まれた宝物に似せてつくられた壁から自分を解放しなければならない。その宝物が必要なのだ。

そして、トラウマが壁の向こうから投げつけてくる脅しから解放されなければならない。それは、自分がだめな存在だとか、みんなに嫌われているとか、傷つけられて当然だとか、そんなのうまくいかないといった脅しだ。

認知力の目隠しは、数えきれないほどのやり方で、人生はかつて望んでいたようなものではないと思いこませようとする。トラウマは私たちに忘れされ、悪いことを思い出させ、そもそも行きたくもなかった方向に進ませる。それに対抗する秘訣は、新しい目隠しが根をおろすのを止め、すでに自分のなかにできている目隠しを取り除く方法を学ぶことだ。

被害に遭うことと被害者のマインドセット

残念ながら、私たちのなかで被害者と見なされる人はあまりにも多い。これは法的な話であり、誰かに暴行されたり、傷つけられたりした人は、被害に遭ったと見なされ、その人に向けられた犯罪だけでなく、その結果として起こるトラウマについても賠償請求をするのが当然だ。

その被害は単なる不都合なこと（私の車のウィンドーが割られてお気に入りのモーツァルトのテープが盗まれたときのように）の場合もあれば、ずっと、ずっとひどい（第1章で紹介した友人のパーティから帰るときにレイプされたことなどのように）場合もある。はっきりさせておきたいのは、ここで述べようとしているのはそのようなタイプの被害についてではない、ということだ。

私たちのうちどれくらいが、たえまないネガティブな心の声に苦しんでいるだろう。

むしろ私が話したいのは、心理的な意味で人がどのように被害者になるかだ。世界が断固として自分に狙いを定めていると結論づけるときのような心理状態に。もちろん、このような考え方は、認知的な目隠しをつくったトラウマによるものの場合もある。世界を基本的に危険なものとみなし、それが真実であるところだけを目隠しが見せているのだ。そこで〈選択的抽象化〉の出番になる。

すべてがうまくいった一日のことを想像してほしい。子どもたちがきちんと話を聴いてくれ、みなが職場で自分の役割を果たし、帰宅時の渋滞もなく、玄関に入ったら配偶者が好物をつくって待っていてくれた。どんなことでもいいから、考えてほしい。

今度は、夕食の席で何かが起こってしまうことを想像する。お気に入りのグラスや皿を割ってしまうというようなことだ。選択的抽象化は不運に飛びついてきて、あなたとあなたが体験したばかりの一日について、新しいストーリーをつくりはじめる。

結局のところ、その日はそんなにいい日ではなく、あなたはいつでも物を壊してしまう不器用な人間で、何もかもうまくいかないのだと思いこませる。それまでの一日のポジティブな時間はすべて、この新しいストーリーに上書きされてしまい、それはすべて、あなたとあなたのほうへやってくるに違いない悲運についてのストーリーだ。私が言いたい被害者のマインドセットとはこういうことだ。

このマインドセットの非常に狡猾な点のひとつは、存在しないものの証拠をでっちあげることだ。たとえば、自分は職場で監視されていて、そのあいだに何度も褒められたことや成功したことは無視され、仕事では成功できない運命なんだと自分に言い聞かせたといったことばかりを選択的にリストアップしているかもしれない。

実際のところ、私たちは自分についての新しい神話をつくっているのだ。神話には自分ではコントロールできない怪物や不思議な力がつきものだ。これがトラウマの得意技で、(神の怒り、運命のいたずら、信頼していた人々の残酷さなどから)さらなるトラウマを受けるのが自分の運命であると信じこませるのだ。

このような被害者のマインドセットを持つ人が人生へのかかわりをすっかり避けてしまうとしたら、それはそれで恐ろしいことだ。一般的にはもっとずっと大きな害を及ぼす。内在化した被害者は内在化した加害者を必要とし、トラウマを抱えた人の心のなかにあるこの加害者の面が、自分に対するネガティブな偏見を強め、自己破壊を行う。

どれだけの人が自分のなかに加害者を抱えているのだろうか。どれだけの人が、たえまないネガティブな心の声に苦しんでいるのだろう。どれだけの人が、決まっていることのようにして避けられた問題を受け入れているのだろう。どれだけの人が、自分にひどいことが起こったときに「自業自得だ」と言っているのだろうか。苦しみたくてやっているのではない。トラウマが私たちをだまして、世界とそのなかでの自分の存在についての間違ったストーリーを受け入れさせているのだ。

数多くの目隠しがあり、自分を守ってくれる境界線が少ない状態で生きはじめると、健康と幸福を脅かすものがあらゆる場所にある状態になる。そういうものは、物語に出てくるような、私たちを食べてやろうと待っているだけの怪物の姿はしていない。たいていはタバコやアルコール、失われたチャンス、危険運転、受けなかった健康診断、行かなかった診察というかたちで表れる。このような脅威の多くは避けられるものだが、トラウマはこれに関してもたいして選ぶ余地はないのだと思いこませる。

神話と真正面から闘うのは難しいかもしれないが、トラウマがそのような目隠しをつくる方法を理解すれば、悪夢を受け入れないことはずっと楽になる。人生がよくなることなどないと思いこまされなくても、人生というのは十分困難なものだ。偽物の真実があらゆる場所にいつトラウマのウイルスを広げていくかを認識できれば、正しい解決策でそれに対抗できる。

「流れを変える」という解決策

奪われてしまった脳に対処する必要がなくても、人生には十分ストレスが多い。ときには脳が手放そうとしない悩ましい問題に出会うこともあるが、トラウマに乗っ取られている脳だと間違いなくこれがしょっちゅう起こる。はてしない思考のループにとらわれてしまうこともある（仕事を失ったら……いったいどうしたらいいんだろう）。同じ考えを何度も繰り返せば問題解決につながるとでもいうように。そんな状況だと、脳のなかの〝不安センター〟に乗っ取られてしまい、内なる会話を奪い取られ、高レベルのネガティブな情動、気持ち、感情が次々と生み出される。さいわい、この流れを変えることに役立つ実践的方法はいくつかある。

●その方法のひとつが、ありふれたもの、興味深いもの、ユーモラスなものに注意を向けることだ。たとえば、壁掛け時計についてできるだけ細かいことに目を向けるとか、夢中になれるようなドキュメンタリーを観るとか、青春時代に大好きだった映画を観なおすとか。このような選択によって、生産的思考や必要な睡眠までを邪魔してくる猛スピードの貨物列車を止めることができる。勢いが変化すれば、以前よりも楽に思考の舵を取りやすくなることが多い。

●これがうまくいかなければ、不快なものや有害なものに注意を向けることもできる。このやり方は楽しくはないが、進行中の思考を止めるにはかなり効果的で、その思考がどんなに頑固なものでも効果を発揮する。たとえば、自分が大嫌いな音楽だけで構成されたプレイリストをつくるとかだ。それだけでは不愉快な作業だが、このテクニックによってほかのことに注意が向けられなくなるので、思考のリセットボタンを押すにはとても効果的だ。

- もう少し思い切った方法が必要なら、冷水に頭をつけるとたいていはうまくいく。このテクニックで〈哺乳類潜水反射〉と呼ばれるものにスイッチが入り、これで思考にストップがかかるだけでなく、落ち着きを高めてもくれる。

自分が望むよりもずっと長く脳が乗っ取られていると、ひとつの流れにとどまってしまうのは避けられないが、それに対応する方法があるのも事実だ。

私自身の辺縁系の大火災

弟の自殺後に襲ってきた衝撃と悲しみは、あらゆるものを焼き尽くしていった。自分に対して怒りを覚え、自信は打ち砕かれた。つねにほかの人たちのことが心配になり、とくに彼らを失ってしまうのではないかと考えるようになった。不安を感じ、あらゆる懸念と不満にとりつかれていた。要するに、弟を失ったトラウマが完全に私の思考を変えてしまったのだ。

私が断言できるのは、トラウマがいかにやすやすと心の景色を不吉なものに変えてしまい、外の世界に疑いを持たせ、そのなかでの自分の位置を信じられなくさせつつ、自分のネガティブな記憶をうんと高め、思い出そうとするポジティブなものを曇らせてしまうかということだ。トラウマはシーソーの反対側にすわっている巨人のようなもので、私たちは動きが取れなくなって立ち往生し、しっかりと根づいているという感覚を持てなくなる。

　そうなったとしても、援助とセルフケアによって、シーソーを地面に近づけることができる。私にとっては、持って生まれた長所を信頼し、人を助けるために自分を捧げるのは高潔で価値があり、よいことだと考えることでもあった。こうして私は人生の方向を変えることになり、医大に入ったのだ。

第10章 人生の中心「大脳辺縁系」

私たちの身体は、生活に必要な各種の機能を果たすためのさまざまなシステムで構成されている。たとえば、運動のためのシステムによって歩いたり、水の入ったグラスを持ちあげたり、呼吸したり、光を取り入れるために瞳孔の大きさを調整したりできる。別の例が内分泌系で、これは血流のなかのホルモンをコントロールして、何百万ものメッセージを身体中に送る。

この章で私が語りたいシステムは、脳の重要部分の多くに広がっていて、感情とのかかわりがもっとも深いものだ。理論的な事柄、数を数えることや、ある場所から別の場所へ移動する方角を理解することなどは、人間にとって重要だが、人生の体験は大脳辺縁系によって定義される。論理は私たちのストーリーの部分部分に入ってくるが、人生の中心は辺縁系に根ざしている。中心となっているのは喜びや誇りや悲しみや恥などだ。

ということなら、辺縁系が記憶の形成や保存に不可欠であることに不思議はない。実際、記憶を決定する脳の部分は、辺縁系にある。ここは私たちがどういう人間になるかに深くかかわっている。辺縁系は人生で何が大切かを決定する。何を記憶し、どう記憶するかを。微笑んだり、ひるんだり、泣いたり、笑い声をあげたりしているような記憶に結びつけて人生を考えるとき、私たちは辺縁系が深くかかわっている体験をしている。感情が記憶をつくり、記憶が感情を呼び起こす。

ジョン・F・ケネディ大統領がダラスで暗殺されたときに生きていたアメリカ人は、ほとんど誰でも、そのニュースを聞いたときに自分がどこにいたかを覚えている。これは9・11の同時多発テロでも同じだ。私たちの脳はあらゆる種類の記憶を記号化するが、**出来事がネガティブであればあるほど、その記憶が長く鮮明に残る傾向がある。**

これは進化による適応というレンズを通して考えれば理にかなっている。9・11のときに私がどこにいたか（昔のワンルームマンションだった）という記憶だけでは将来のサバイバルには役に立たないかもしれないが、自分が強盗に襲われたときのまわりの状況を覚えていれば、将来の危害を避ける助けにはなるかもしれない。

ありがたいことに、そのような強い記憶を根づかせるのは悪いことばかりではない。私の父方の祖母はよく、子どものときに親に起こされて、外に出て鍋を叩くように言われたことを話してくれた。それは第一次世界大戦が終わったときだった。夜中に大きな音を立てて、近所中が喜んで参加するという、祖母にとってはめったにない出来事で、七十年以上たっても、その夜のことを驚きをもって思い出していた。私たちはポジティブな出来事もはっきりと覚えている。子どもが生まれた日、愛する人の戦場からの帰還、化学療法が成功したという知らせ。

辺縁系は感情の力についてかなり気を配っている。このような感情は記憶の力を決定するが、そこにバイアスがかからないわけではない。人生でいちばん価値を置いているものが大切なのはもちろんだが、悪いことの記憶は生き残っていく力になる。

私たち人類と、そこに直結する祖先は、何十万年ものあいだ狩猟採集生活を送っていた。未知の谷や森に入っていくときはいつも、どの木の実や根やキノコがおいしくて、お腹を満たしてくれるかということを覚えておけば、役には立ったがどれが下痢や嘔吐を引き起こすかを思い出すことは間違いなく絶対に必要なことだった。

これでトラウマがここまで深く記憶に影響する理由の説明がつく。辺縁系は私たちを守ろうとするが、それが恐怖と恥によって染められてしまうことがある。論理的なシステムが活動していないと、私たちの記憶はまったくの嘘である信念にねじ曲げられてしまう。

この傾向は心のなかでいちばん興味のあることに起こると思われているが、これによって不健康と不幸を招くことがあまりにも多い。

情動と気持ちと感情

これらの言葉はよく言い換えられて使われることがあるが、ここではそれぞれを引き離して、トラウマが辺縁系にどのように働きかけるかを示したい。

情動から始めよう。〝情動〟という言葉で私が示しているのは、意識的な選択をせずにつくられた内的体験だ。情動は自動的にやってきて、脳や身体のコントロールを乗っ取ることができる。

角を曲がったら大好きな人がいたときのような、ポジティブな出来事でも間違いなく情動を体験する。とつぜんやってくる幸福はうれしい驚きになる。それまでに脳で起こっていたこと、買い物リストについて考えていたことなどは、すぐに消えてしまって、その幸福に取って代わり、私たちをすっかり変えてしまう。その変化が続くのはほんの数分かもしれないが、数日にわたって気分がよくなる可能性もある。

情動のポジティブな変化はすばらしい体験ではあるものの、ネガティブな変化となると話は変わってくる。その他の身体的変化に加えて、恐怖や恥といったネガティブな情動は脳の記憶メカニズムにその出来事を記録させようとするが、その記録には安全と生き残りのためのフィルターがかけられる。

中学や高校で、みんなの前で恥をかかされた人なら誰でもわかるだろう。クラス全員の前で数学の問題を解いていると想像してほしい。黒板の前で問題を解いているときに、うっかりチョークを落としてしまい、それを拾おうとしてかがんだら、ズボンが破れてしまう。みんながあなたを指さして笑う。その恥ずかしい体験がけっして忘れられないものになるだけでなく、とくにその教室を避けたくなり、人前で何かをすること全般も避けたくなるかもしれない。

馬鹿げた例だと思うかもしれないが、どのように最初の情動（恥）が起こり、それによる記憶が、とりわけ子どもにとっては手に負えなくなるかということを想像してほしい。黒板で自分がうまく数学の問題を解き、先生がよくやったとうなずいてくれたことなどは記憶に残らず、受け取ってしまうのは、子どもが人前で話すことが怖くなるために必要なあらゆる条件だ。

次に、〝気持ち〟は情動の直後に起こる。ここでいう気持ちとは、情動と自分を結びつけるものだ。先の例では、「みんなはいつもぼくを馬鹿にする」とか「誰もぼくのことなんか好きじゃない」と感じることだ。感情は気持ちの直後に起こり、その体験にほかの体験をつなげて、広げていく。教室の最前列で笑っていた子どものひとりで以前はやさしかった子は、違う民族やジェンダーや所得層に属しているかもしれない。

この場合、感情はその子が自分の恥の情動や自分に対して持つようになった気持ちに直接関係していると思いこませようとするかもしれない。こうやってネガティブな感情は、偏見（あるいはその強化）、非難（「お母さんはあのズボンをはかせるべきじゃなかったんだ」）、その他の一般化（「神さまがぼくを罰している」）ということにつながる。

情動は気持ちを導き、気持ちが感情を導く。この流れは私たちの生存のために進化したものだが、いまでは将来の役に立たないゆがめられたメッセージにつながる場合がある。これが辺縁系の仕事だ。安全と生存を守るために払う犠牲によって、論理、明確な把握、正確で広範囲の記憶の優先順位があまりにも頻繁に低くなってしまう。

脳は無意識のジャンプを繰り返している

脳が速く動くようにつくられているのは、まわりの世界の動きが速いからだ。私たちはまわりで起こっている細かいことを、いちいち立ちどまって考えなどしない。脳は近道を通り、しょっちゅう無意識のジャンプを繰り返している。

歯を磨くというような、私たちがたいして注意を払っていない日常的行為でもこれが起こる。その過程の動作、歯ブラシの場所を確かめ、それを手に取り、ちょうどいい分量の歯磨き粉を絞り出し、口をあけて、などということをいちいち考えなければならなかったら、歯磨きの回数はずっと減ってしまい、虫歯がうんと増えてしまうことだろう。あなたが私と同じような人だったら、歯磨き中にはその過程を意識せずに行っていることが多いだろう。それよりも、いろいろなことを考えながらやっているはずだ。その数分のあいだ（どれだけていねいに歯のケアをするかによって変わってくるが）に、あなたの脳は何百もの決断をしているが、あなたはそのどれに関してもよく考える必要がない。

残念ながらトラウマは、辺縁系と情動・気持ち・感情の流れが私たちの生活に果たす役割について、山のような要求をしてくる。どこへ行くか、誰と話すか、誰を避けるか、どのチャンスをつかみ、どのチャンスから身を引くか、自分について頭のなかで繰り返し何を考えるか、自分の身体をどうケアするか、立ちどまってじっくり考えれば信じなかっただろうことを自動的に信じてしまうのは何か。ここに挙げた短いリストはトラウマの氷山の一角にすぎない。

トラウマの影響と闘うために必要なものをトラウマが減らしてしまう

トラウマは、あちこちに動きまわって手がつけられなくなる、ねじ式の子どものおもちゃのようなものだ。動きはじめると、どこに向かっていくのか予測できず、やがて最後には何かを倒して止まることだけがわかっている。私たちが抱えているトラウマの場合は、自分が行くつもりのなかった場所に行ってしまったり、頼んでもいない危険がついてきたりすることが多い。〝陶器店で暴れる牛〟の隠喩をトラウマに使えたらいいのだが、それはあまりうまくいかない。牛はかなりの損害を与えるだろうが、その損害が見落とされることはまずないし、損害の原因はかなりはっきりしている。

現実には、トラウマは巨大な牛や暴れまわるおもちゃよりずっと秘密主義だ。知らないうちに辺縁系を乗っ取り、記憶をゆがませ、脳を変えてしまう。以前ならけっしてやらなかった方法で、私たちは感じ、考え、行動するようになる。別人になってしまって、その変化の道筋をたどれないことが多い。究極の破壊工作だ。

トラウマはさらなるトラウマを生む。トラウマの影響と闘うために必要なものをトラウマが減らしてしまう。そのせいで自分の内外に影響が出る。幸福感の減退、過度の警戒心を維持するために費やされるエネルギー、支えてくれる人間関係を避けたり育てなくなったりすること、失敗が怖くて手放してしまう夢の仕事、自分にはつねに悪いことが起こると信じこませようとするネガティブな心の声によるやる気の喪失、自分には安全である値打ちがないと思って危険な状況に身を置いたために起こることなどだ。

辺縁系が問題なのではない。トラウマが問題なのだ。トラウマは信じられないぐらい強力だが、無敵ではなく、辺縁系も温和で癒やしてくれる力があるので、有力な味方になってくれる可能性がある。自分やほかの人に思いやりを示し、人の思いやりを自分のなかに根づかせることで、トラウマの破壊行為から回復し、人生をよい方向に変えていくことができる。

解決策：支えてくれる環境を見つける

他人に親切にされ、受け入れてもらうという体験は誰にも必要だ。トラウマで傷ついている人には、これが二重に当てはまる。自分や愛する人が、思いやりのあるオープンな環境にいるようにしてほしい。その環境とは、サポートグループや、友人の集まりや、スピリチュアルな共同体などだ。協力すれば、トラウマがつくるネガティブなループといっしょに闘い、健康と幸福を高めてくれるポジティブなサイクルを育てることができる。

トラウマは辺縁系を乗っ取り、大惨事を引き起こす

辺縁系は直線的な時間を重視しない。辺縁系が働けば働くほど、どんなことであっても過去に起こったことが、現在のその瞬間にも起こっているような状態になる可能性がある。情動・気持ち・感情が十分に強ければ、そのように感じるからだ。それは私たちの意思決定に大きくかかわってくる。

脳が自動的にジャンプするようにできているということを思い出してほしい。ジャンプするたびに、脳は着地してベアリングを確認しなければならない。着地した場所を調べて、手に入るすべての情報の意味を確認しなければならない。

高速道路で運転しているところを想像してほしい。外は雨で、あなたは次の出口で降りようと決めている。降りかけているとき、百メートルほど先の信号が黄色に変わるのが見える。さほど考えることはなく、脳と身体は自然に連動してスピードを落とし、赤信号で止まって、信号が変わるのを待つ。待っているあいだにラジオのチャンネルをいじったり、

車の運転とはまったく関係のない外の様子に気づくかもしれない。近くの木の枝にとまっているコマドリや、雨と濡れた草のにおいなどに。こういったことはすべて、かなりスムーズに行われるが、ここにトラウマが加わったらどうなるだろう。

数カ月前に雨のなかで交通事故に遭ったかもしれない。あるいは、信号が青になるのを待っているあいだに不注意なドライバーに追突されたかもしれない。いまあなたの脳が行っているジャンプと着地すべてが、強烈な記憶と強い情動・気持ち・感情の影響を受ける。出口ランプに乗って、信号が黄色に変わるのを見たとたん、身体に不安が走るのは、赤信号で止まって待たなければならないからだ。記憶が警報を発するのは、これに関するかぎりでは、出口ランプ＋雨＋赤信号＝事故になってしまうからだ。恐怖の引き金が引かれ、過去のトラウマ体験が現在の瞬間に動きはじめる。

身体に緊張が走り、手、目、足を使った自動的な運転の動きがすべて、もう自動的ではなくなり、警戒が高まり（ハンドルを握る手に力が入り、バックミラーを何度もチェックしたりして）、結局はまた交通事故が起こる可能性を高めてしまう。木にいるコマドリを見る楽しみを失い、現在の雨のにおいが、事故が起こった過去と現在の違いにしがみつこうとして不安になっている脳を混乱させる。

このように強いストレスがかかっているときには、辺縁系はすでに現在の状況がもともととのトラウマの原因になった過去の出来事と同じかもしれないと考えている。そして辺縁系は安全と生存をいちばんに考えるから、カレンダーとともに、論理も、新しい情報を取り入れる能力も窓から投げ捨ててしまう。このようにしてトラウマは辺縁系を乗っ取り、大惨事を引き起こすのだ。

記憶は意味を持たない

記憶そのものには意味がない。その代わり、〈連合皮質〉と呼ばれる脳の部分が知識と体験を統合して意味をつくる。私が仕事から戻って、オーブンのなかで焼かれているおいしそうなクッキーのにおいをかいだとしよう。すぐにいい気分になるけれど、それはなぜだろう。この体験にはいくつかの部分があり、最初はクッキーが焼ける単なるにおいだ。もうひとつは私がたまたまクッキーが好きだということ。もうひとつは、妻と娘たち（このシナリオではクッキーを焼いているであろう人たち）からおいしいクッキーを一枚もらえるだろうという期待。にっこり笑っててていねいに頼めば、二枚もらえるかもしれない。そのクッキーのおいしさを期待して、よだれが出てくる。そのクッキーに冷たい牛乳がついてきたらなんてすてきだろうとまで想像しはじめている。

連合皮質ではこれらをすべて統合する。この体験において、私の感覚はシンプルでよどみなく流れていくが、それはただ連合皮質がそうさせているからだ。その方法の一部は、記憶と辺縁系での意味づけ（記憶に関連した情動と気持ちと感情）を統合することで可能になっている。

記憶に小さな旗がついていると想像してほしい。この旗が連合皮質にシグナルを送って、旗に合う情動と気持ちと感情を取ってこさせる。連合皮質はそこから記憶と辺縁系での意味をくっつけて、それによって記憶に命が吹きこまれる。そうなる前は、記憶は単なるデータの一片にすぎなかったが、いまでは意味を持っている。脳が次に先へとジャンプするときに、これが考慮に入れられる。

記憶にくっついている辺縁系の旗は私たちの道しるべになる。この旗は非常に重要だ。私たちがやみくもに将来へと進んでいくのを防ぐようにつくられているが、私たちを簡単に道に迷わせてしまうこともある。旗についているネガティブな情動・気持ち・感情が強いと、道しるべというよりは、道路脇の爆弾のようになってしまうが、それで話は終わらない。その旗は私たちの地図を描き変えてしまうので、自分が知っていたことを忘れてしまい、うまく道を進んでいくことも難しくなってしまう。

論理的で、コントロールされた一連のジャンプを統合する辺縁系のプロセスではなく、私たちの内部で起こることが、取り乱した突進のようになってしまい、苦痛から必死で逃げているような状態になる。だが逃げることはできず、過去の苦痛が将来にさらに激しく多くの苦痛を引き起こすことになる。

こういう理由から、脳を落ち着かせて、論理に注意が向けられるようにし、以前の知識を使い、直線的な時間の動きを認識できるようにすることが、きわめて重要だ。脳のこの辺縁系の旗は、自分にいちばん役に立つかたちで使わせなければならない。この旗は私たちを間違った方向に行かせる標識だとか、爆発寸前の爆弾だとか、さらなるトラウマ反応を起こすパニックボタンのようなもので、旗はどれも、私たちを不幸で、ときには危険な方向に向かわせようとするからだ。

発火とつながり

いままでは「ニューロンはともに発火し、ともに結びつく」というのが広く知られたフレーズになっている。ニューロンとは情報を伝達する神経系の細胞で、一人ひとりの脳には八百億以上ものニューロンが入っている。神経経路が活性化すると、その経路にあるすべてのニューロンが発火し、経路の端から端まで情報を伝達する。ある種の分子がニューロン間で情報を伝え、ニューロンにもそのシグナルを受け取る受容体があるので、それを伝えていける。そして神経経路でこのようなやりとりが起こるといつでも、経路にあるすべてのニューロンのつながりが強化される。

〝カモノハシ〟を例にとってみよう。その変わった生物自体ではなく、その単語だ。カモノハシという言葉を何度も、たとえば二百回繰り返して言ったら、その言葉をあとで、たとえ明日になっても考える回数は非常に高くなる。意識してカモノハシという言葉を普段から口にするタイプの人でないかぎり、その言葉と関連している神経回路はたくさん使われることはない。だから、カモノハシという言葉をしばらく頭にとどめておきたかったら、その神経回路を発火させつづけることで、ともに結びつくだけ強いものになる。

私たちがものを覚えるのは実際にこういう方法だ。自分の名前や親の名前、電話番号や住所、靴ひもの結び方や本の開き方など。これと同じプロセスが複雑な情報でも行われる。トラウマが世界をゆがめ、私たちにそのメッセージを植えつけるのもこのやり方だ。こうして私たちは、自分が力不足で、いつでも傷ついていて、世界はいつでも害をもたらす場所で、ある種の見た目の人々は危険で、物事は悪化していて、どんなに頑張っても事態はよくならないと思うようになる。経路は発火を続け、だんだん強化され、それと反比例するように健全な考えや事実が後ろに追いやられていく。私たちが食べるものでできているというのが本当に真実かどうかはわからないが、私たちは考えることでできているというのは間違いなく真実だ。

解決策：「ちょっと待って！」反応

私たちが繰り返し働かせている神経経路が作業を始めると、無効にするのは難しいが不可能ではない。そのため、トラウマとその影響に対する闘いでは、つねに「ちょっと待って！」という反応を使って経路を止める戦術が使われる。この「ちょっと待って！」反応によって、私たちは一時停止し、振り返り、決断し、選択する。この戦術には、記憶につけられたトラウマの旗を認識するだけというシンプルなものもある。たとえば、他人はいつでも危険だから自分は弱い存在だと言っている旗だ。そのような旗をそのままの姿で見ることができれば、別の選択肢を提示することができる。

たとえば、「過去に傷つけられたのは確かだ。だが、私はそうされてあたりまえの人間じゃない。何を求めればいいかわかっているし、人に近づきながらも慎重でいることができるので、もう傷つけられることはない」という具合に。

小さな旗ひとつに与えるにはずいぶん多い情報だが、考え方はわかると思う。もちろん、辺縁系の旗の入れ替えは短時間ではできない。メッセージのなかにはしっかりつながり合っているものがあるので、それに対抗するには、かなり息の長い努力が必要だ。だから昔からの習慣をやめるのが難しいのだが、自分で選んで新しい習慣をつくることもできる。トラウマからの回復を助け、将来のさらなるトラウマから私たちを守ってくれ、人生を最大限に生きるために最善を尽くすための習慣だ。

●ネズミを殺さなきゃ／エピソード

数年前、ネズミを駆除しようとしている年配女性の治療をした。ネズミは彼女の家にいたのではない。静脈洞〔訳注：脳のなかを灌流してきた血液が頭蓋から出ていく前に集まるところ〕のなかにいたのだ。彼女は私が働いていた病院の緊急治療室にしょっちゅう来ていて、ネズミを取り除いてくれと言っていた。彼女にとってはたいしたことではないときもあったが、あまりにも興奮して半狂乱になり、何度も何度も「ネズミを殺さなきゃ！」と叫び、本人とほかの人たちを安全に保つために鎮静剤が必要になることもあった。

その不幸な女性はほかの人たちがそんなに落ち着いていられる理由を理解できなかった。自分と同じようにみんなもこのひどいネズミ問題を心配すべきなのに、どうして普通に仕事を続けていられるのか。どうして専門家を呼んで、ネズミを取り除く手術の準備をしないのか。そんなときにスタッフが呼ぶ唯一の専門家は精神分析医で、それは私であることが多かった。

彼女とのつながりをつくることは不可能に近かった。彼女は誰のことも疑っていて、自分の静脈洞からネズミが這い出してきて、身体じゅうを移動して、ひそかにダメージを与えているという声をよく聞いていた。ネズミについては悪夢のような説明をしていた。不潔で痙攣していて攻撃的。ネズミは自分のなかにいるので、コントロールできず、つねに彼女を傷つけるか、傷つけようとしていた。

こういったことから、私は彼らの共犯者にされてしまった。私がネズミたちのことを全部知っているのに何もしなかったからだ。私や、あるいは病院にいる誰かが、彼女に信頼してもらえるわけがなかった。彼女にしてみれば、私たちはネズミなどいないというふりをしていたのだから。彼女の私たちに対する見方は、よくても冷淡で無能、最悪のときは、そもそも私たちがネズミを入れて、陰で笑っているのかもしれないと考えていた。

彼女のことをもう少し知るようになると、ネズミは十代のときから彼女の静脈洞にいたことがわかった。そのときに彼女の人生で恐ろしいことが起きたのだ。自分が喪失と虐待に苦しんでいたのと同じ時期にネズミが来たのはどんなに恐ろしいことだったかを話してくれた。だが、ネズミが来たのは喪失と虐待のせいだとは考えていなかった。彼女に薬をのませることはできなかった。いやがったし、侮辱されたとまで感じていた。たいていは、私にいらだっていて、私のことをまったくの役立たずだと思っていた。

どうやって彼女を助けていいのかわからなかった。ある時点で、彼女に本当のことを告げようと決めた。自分の経験が限られていることを認め、静脈洞からネズミを出す方法はまったくわからないと告げた。自分がたいていのことについてまったくわかっていないのも確かだと認めた。ただ、ひとつだけはわかっている。彼女がよく眠っていないことはわかるし、それについては助けになれることもわかっていた。納得してもらうには少し時間がかかったが、彼女はかなりの不眠症に悩んでいたので、やがて私が薦めた薬を受け入れてくれた。

はっきりさせておきたいのは、彼女をだまして別の目的、つまり彼女に聞こえている声を弱めるために薬をのませたのではないということだ。私は彼女が眠れるようにしてあげたかった。ネズミがいてもいなくても。自分が彼女とそこまで行けたことに驚いた。ある晩、病院から帰る前に、入院していたその女性の回診に行った。

彼女はベッドに横になり、半分眠った状態で、私のほうを見た。

「どうですか」と私が訊いた。

「ネズミは眠ってる」その答えはとても穏やかだった。

これは、脳がトラウマの衝撃でどれだけ圧倒されてしまうかを強く示している例だ。この女性は生まれたときから自分の静脈洞にネズミがいるという幻想を抱いていたわけではない。彼女が経験したひどい虐待のあとで起こったことにすぎない。

脳の恐ろしい部分は、起こっていることが理屈に合うように、そしてときには最後の抵抗としてコントロールを取り戻すために、ストーリーをつくり出すことがある。そのストーリーは自分がどれだけだめな人間かとか、世界がどれだけ自分に恨みを持っているかとか、自分が神を落胆させたために、罰を与えられたのだというようなものになることもある。そしてその人物がたまたまある種の神経症状の影響を受けやすい場合は、トラウマは非常に手厳しくなり、そのストーリーに声や幻覚が入ってくることもある。

この女性は必死でトラウマを取り除こうとしていたのだと思う。なんらかの理由で、彼女の耐えがたい記憶と気持ちが、自分の静脈洞のなかにすんでいるネズミというかたちをとり、それに対してできることが緊急治療室に行ってネズミを取り除いてもらうことだったのだ。だが、このやり方がすべてを悪化させてしまった。私たちは彼女のネズミ問題を解決することができず、彼女はさらに孤独を感じ、不信感を抱き、病院に来るたびに無視されていた。

私が自分の無力さを認めたことで、彼女の孤独の感情が多少やわらいだのだと思う。少なくとも、私を敵と見なすことをやめて、多少の援助を受けようと思う程度には。私たちはどちらも、不眠症が彼女をひどい状態にしていることがわかっていたので、最終的には平穏と休息を得るためにネズミを殺さなくてもよくなった。ネズミにも睡眠が必要だったのだ。それは長年のトラウマからの最初の休息だったかもしれない。

●振り返り

自分や世界に関する真実ではないストーリーを信じたときのことを考えよう。この女性と静脈洞にすんでいたネズミのように極端なことでなくてもいいし、幼いころに覚えたけれど、大人になってから役に立たなかった（あるいは立っていない）だけのことでもいい。ある種の記憶が、現在にはあまり関係のない情動・気持ち・感情にどのようにつながっているのかを考えよう。

最後に、トラウマがそんな記憶に立てた旗がどれで、それをどの旗と入れ替えることができるかを考えよう。自分の幸福を高め、将来のトラウマを避ける能力を高め、この先の人生のよりよいガイドとなってくれる新しい旗と。

第11章 トラウマが脳と身体のルールを書き換える

脳は身体がなくては働かないし、身体は脳がなくては働かない。ふたつのつながりはそれをつなげている首にあるだけではない。大事なのは首を通ってやりとりされる情報すべてだ。この情報は、脊髄を通って身体の各部分に向かい、また脳に戻ってくる神経インパルスのかたちをとることもあるし、特定の器官が血流に放出するホルモンのようなもののこともある。私たちが想像できるような知覚データはすべて体系化され、脳と身体が全体としていい状態になるように協力できる方法で運ばれる。

この脳と身体のつながりは、一連の規則で制御されている複雑な道路網にとても似ている。その規則は交通網全体を機能させるためのものだ。実際の道路上では、どれだけスピードを出せるか、交差点ではどちらが優先されるか、車が立てる騒音はどれだけ許容されるかなどがルール化されている。同様に、脳から身体、身体から脳への道路でも、神経や血流がメッセージを広める速度、どのメッセージが優先されるか、どの信号がいちばん大きくなるかというようなルールがある。理想的には、そういうことだ。

私たちの内部でのコミュニケーションを統制しているそのルールが、すべてにわたって苦痛と苦悩の信号があからさまに優先されるように変えられてしまった状態を想像してほしい。苦痛と苦悩の信号はすばやく移動し、高速道路で優先権があり、(脳でも身体でも)目的地に到着すると断固としてメッセージを伝える。ネットワークの基本ルールがこんなふうに変えられると、内部の環境全体が変わってしまう。ネガティブな方向に向かい、危険信号に似たものすべてを非常に感知しやすくなる。

〈突出〉というのは、神経生物学と精神医学ではとても重要な言葉だ。それは、特定の思考や感情や知覚がほかのものよりも際立っている程度を示すものだ。突出の調節には、脳内の化学成分の変化、たんぱく質の構成単位の変化など、たくさんのものがかかわっている。

このような調節によって、脳は劇的に、そしてかならずしも改善されたものではないやり方で改造されてしまう可能性がある。誰かがあなたの家をリフォームして、明かりを薄暗くしたり、不必要なときに火災警報器を鳴らしたり、リビングに大きな穴をあけてワニを二頭入れたりするようなものだ。トラウマは突出を調節し、その調節で感情的な危険信号（ネガティブな情動・気持ち・感情）とともに肉体的な危険信号（苦痛）も増幅させる場合がある。こうやってトラウマは私たちにあらゆる種類の苦しみを増やしていくのだ。

炎症と慢性痛

炎症は、怪我からの回復や感染との闘いを助けるために自然に起こるものだが、トラウマによって引き起こされる炎症もある。トラウマを抱えるのが人生で早ければ早いほど、そしてそれが深刻であればあるほど、炎症の影響が強くなる。そうなるのは、トラウマとその共犯者たちがストレスをつくり、身体がストレスを炎症の信号を出すきっかけだと理解するからだが、作用するための怪我や感染がなければ、炎症はただ循環系を動きまわって、何かすることを見つけようとする。ストレスが心疾患やがんといった健康問題を引き起こすと聞いたことがあるだろうが、理由はこういうことだ。

つまり、**トラウマは交通ルールを変えてしまい、脳と身体のコミュニケーション方法を変化させ、内部の環境を、炎症と苦痛が通常よりもずっと強い力で引っぱられていく厳し**

い地形にしてしまうのだ。〈線維筋痛症〉というのは、慢性痛、疲労、記憶障害という特徴を持つ疾患で、トラウマとの関連がはっきりしている例のひとつにすぎない。残念ながら、線維筋痛症をはじめとする慢性痛の多くは、トラウマや脳と身体のつながりにあまり注意を払われずに治療されることが多い。

炎症が機能不全の連鎖反応を生む

トラウマは苦痛を高め、苦痛が苦しみを増やし、苦しみによって私たちは、どんなかたちであれ苦痛を癒やそうと必死になる。不幸にも、この恐ろしいサイクルが鎮静剤の蔓延によってより大きな社会的レベルで展開している。あまりにも多くの人が、その原因や対処法を知らないままで感情的・肉体的苦痛に苦しんでいるせいで、外部からそれを抑える方法が魅力的であるだけでなく、抵抗しがたいものになっている。

鎮静剤に依存するようになった人は、かならずしもハイになる方法を求めているわけではない。あまりにも多くの人が苦しみを減らしてくれるものに必死で手を伸ばしている。怪我や手術といった別の原因で鎮静剤を処方されたときに、それが一時的に苦痛を軽減してくれるのを知ってしまう人が多すぎる。残念ながら、鎮静剤による苦痛の軽減は長続きせず、同じ効果を得るために服用量がどんどん増えていく。やがて、鎮静剤の効果が薄れたときの苦痛を味わいたくないがために服用せざるをえないというサイクルに陥ってしまう。これは、毎年何千人もの命を奪っている恐ろしく悲劇的なサイクルだ。

解決策：緊張の緩和

不安をさまざまなかたちで経験するのは不快なものだ。不安が脳に信号を送って身体の筋肉をさらに緊張させることもあり、それによって、脳に何か不安なことがあると伝わってしまう。これに介入する方法を見つけないと、この不快なサイクルがひとり歩きする。

このサイクルが身体のなかでよく現れるのが消化器系であり、過敏性腸症候群を引き起こすことが多い。よく現れる別の場所が胸部で、肋骨間の筋肉が締まってしまって、肺の拡張力が下がるために十分に呼吸できなくなるという感覚を引き起こす場合がある。首や肩や背中やお尻や腿といった主要筋群でもよく緊張は起こる。この緊張がさらなる苦痛を高め、身体の調整がうまくいかなくなり、それがほかの筋肉や組織や神経に影響する。

漸進的筋弛緩法で、脳の不安／身体の緊張の一部である筋肉の緊張を認識し、緩和することができる。第3章で紹介した解決策をさらに膨らませる一般的な方法としておすすめするのが、**寝る前に行うもので、つま先から身体の上に向かって、ゆっくりと筋肉をひと**

つずつ緊張させて緩めていくというテクニックだ。

この方法はつま先から始めて、額と頭頂部で終わり、それぞれの部分の持続時間（と回数）は必要に応じて変えられる。このテクニックによって、脳と身体の化学構造がよりリラックスした状態に変わり、身体のどこにストレスがたまっているかがわかるようになる。

私がこれを行うときはいつも、それまで気づかなかった身体の場所が緊張していることに気づく。さらにいいのは、そのような場所に日中にそれまでより注意を向けることができるようになり、ストレッチやセルフマッサージでそこをさらにリラックスさせられることだ。自分で二分間の肩もみをしただけでどれだけの違いがあったことか！

この解決策には、心的イメージを加えることができ、とくに夜にやるとイメージを加えやすい。前にも書いたが、できるだけ多くの感覚を使った心的イメージがうまくいく。少し練習すれば、このテクニックはずっと楽になり、寝る前に自動的に行えるようにまでなる。お気に入りの心的イメージを昼間に思い起こせば、身体に起こりはじめているどんな緊張でも緩めることができる。そのために私は、しょっちゅう頭のなかでビーチへの短い旅をしている。

自己免疫疾患

炎症の増加は免疫系に影響を与えることがわかっている。免疫系は、細菌、ウイルス、変異したがん細胞などの、内外の侵入者を撃退する責任を負っている。うまく機能している免疫系がないと、普通ならさほど心配する必要のない、あらゆる脅威に対する脆弱性が高まってしまう。私たちが直面してきた数々の危険は進化の過程で多様化していて、私たちの免疫系もそのような難問に対処するために非常に複雑になっている。

免疫系を大きな軍隊だと考えてみよう。この軍隊には指揮系統があり、さまざまな任務にたずさわる多数の兵士がいて、幅広い武器と装備を備えている。免疫系の軍隊は顕微鏡サイズの細胞から大きな器官にまで広がっている。そこには血液細胞をつくる骨髄、脅威への警戒を保つ白血球軍団、血流全体に広がる分子、リンパ節もあり、さらには皮膚や腸や脾臓といった大きな器官もある。

とても複雑な指揮系統があるので、それがどのように機能しているのかの新しい知識を科学はたえず学んでいる。それは侵入者を飲みこんだり、突き刺したり、毒殺したり、徹底的に追放したり、武装解除したり、うまくだましたりする。免疫系はカモフラージュを見抜く力もあり、現在の問題を解決するために過去のデータにアクセスする能力もある。

このような強力で複雑なシステムがうまくいかなくなると、そのダメージは計り知れない。炎症が機能不全の連鎖反応を生み、それが免疫系のスイッチを入れて混乱させ、武器を私たちに向けさせる場合がある。免疫系が、本来守ってくれるはずの身体や脳を攻撃してくると、疲労、吐き気、痛みの増強、発疹、脱毛といった深刻度の低い症状を引き起こすこともあれば、より重大で影響の大きい自己免疫疾患につながることもある。そのなかには、関節リウマチ、紅斑性狼瘡《こうはんせいろうそう》、多発性硬化症、乾癬《かんせん》、クローン病などがある。

甲状腺や皮膚や血管の病気の多くは、本来自己免疫であり、身体や脳には自己免疫の攻撃を受けないですむ場所はない。トラウマとストレスは炎症を起こし、それが免疫システムの問題を増やす可能性が高く、その結果、さまざまな肉体的・精神的機能障害が起こり、さらなる苦しみが生まれるばかりか、命の危険にまでつながっていく。

●後成遺伝学と子ども時代のストレス

〈後成遺伝学〉とは、人生における出来事がいかに遺伝子のスイッチのオン・オフをするかという研究であり、科学だ。私たちは先祖のＤＮＡを受動的に運んでいるだけではない。体験によって、どの形質を活性化させ、どれを休止させておくかが決まる。それに加えて、自己免疫疾患につながるトラウマの影響を受けた後成的変化については、子ども時代のトラウマ的なストレスが大人になってからの炎症を高めるとともに、自己免疫疾患の可能性も高めることがわかっている。

老化の加速

神経生物学の研究によって、トラウマが老化を加速させることもわかっている。年齢を重ねるにつれてＤＮＡが変化するのは自然なことであり、そのような変化によって脳と身体の機能が衰え、最終的には死につながる。長く生きれば、さまざまな機能が衰え、老化により死を迎えることになる。トラウマが、この自然に起こるＤＮＡの変化過程を、特定の年齢で起こるはずのものよりさらに進めることが研究によってわかっている。実際に生きた年齢よりも歳を取ってしまうということだ。

個々の人間に予定された人生の時間や質を計算することはできないが、人生経験やメンタルヘルスの変数によって推測することはできる。たとえば、子ども時代のトラウマが大きな役割を果たすことも、人が体験したトラウマがなんであれ、その深刻さが関係していることもわかっている。うつ病による苦しみが老化に関係する要因であることもわかっていて、うつはトラウマと関連していることが多い。もちろん、だからといって、うつ病の人がみなトラウマを経験しているわけではないが、トラウマによって人がうつに苦しむ可能性は高くなる。

ニューノーマルはそんなにノーマルではない

トラウマは私たちの脳と身体に新しい常態《ニューノーマル》をつくり、そこにはそれまでになかった苦痛や不都合が含まれていることが多い。さらなる苦痛や病気というかたちをとることもあれば、チャンスを見逃すこと、うつ、健康な生活が長く送れたはずの年月の喪失というようなものになることもある。トラウマはレーダーをくぐりぬけて、人生で望んでいたものを盗み出そうとするので、私たちはそれがなんだったのかを忘れてしまう。目標は遠くにかすんでしまい、精神的・肉体的健康は減退し、かつては受け入れがたかった考え方がニューノーマルの一部になる。自分の将来を影が覆っていくようなもので、何もしないでいれば、影は自分のまわりでどんどん暗く大きくなっていく。

トラウマがもたらすものが往々にして残酷なのは確かだが、かならずしもそうである必要はない。トラウマと、トラウマが人生に及ぼす作用について学べば学ぶほど、それに対抗できるようになる。トラウマのニューノーマルにただ苦しんでいる必要はない。個人としても社会としても、トラウマに人生へのフリーパスを与える必要はない。潮目を〝選びとった〟ノーマルに変えていくことができる。より安楽で、健康で、幸福なものに。

●イタリア系なんだから無理よ！／エピソード

一時期、緊急医療を担当していて、そこにはしょっちゅう通院してくる人たちがいた。定期的な診察で病院に来るのだが、別に具合が悪くなくてもやってくる。そういう患者のなかに過ぎ去った時代の礼儀を守っている年配の女性がいて、あまりにも古風な服装をしているので、舞台衣装の店で服を買っているのかと思ったほどだった。

その女性にはほとんどいつも声が聞こえていた。その声は彼女に安全ではないこと、宇宙人やら毒やら、あらゆる種類の危険が迫っていると告げていて、その声によると男性も危険な存在ということになっていた。とりわけ、男性が腕や手でするしぐさ、たとえばタクシーに手を振るとか、親指をあげるようなしぐさはなんでも性的なものと解釈していた。そのようなしぐさの〝本当の〟意味を彼女が打ち明けると、それは想像よりもずっと生々しいものだった。私は彼女の助けになれると確信していた。そもそも、彼女はほとんど外出せず、外出したとしても、男性を見るのを避けていた。そして私は薬を変えることで部分的には声の問題を解決することができた。

いっしょにいるときには腕や手を動かさないように努力するが、それは難しいだろうと彼女に言った。古いことわざにあるように、イタリア人は手で話すからで、私もそのステレオタイプの例外ではなかったからだ。彼女はイタリア系ではなかったが、その冗談を喜んでくれた。もしうっかり手を使ってしまったとしても、性的な意味ではないと私は言って、彼女を驚かせないようにいつも両手をお尻の下に入れておくようにしていた。

思った通り、ある時点で彼女の症状はずっと改善し、驚くほど鋭い考えを示すようになった。そこには声に対抗する方法を見つけたというものもあった。長年彼女を悩ませていた声だ。もちろん私はとても喜び、それに対して興奮した反応を見せたら、彼女が恐怖の表情を浮かべるのが見えた。

それで自分の両手が宙に浮き、派手な動きをしていることに気がついた。とても自慢できる臨床の瞬間とはいえない。

私はすぐに両手をお尻の下に入れて、驚きと恐怖の顔でこちらを見ている患者にしきりにわびた。だがそのとき、彼女の表情がやわらぎ、子どものころにおばのひとりが見せていたような、やさしく異議を唱えるユーモアをこめて、イタリア系なんだから無理よ、と言ったのだ。ふたりでそのことを笑い合い、私は謝りつづけ、それからは両手をお尻の下に敷いておくことがずっとうまくなった。うれしいことに、彼女の症状はその後もよくなっていき、かつてより病院に来る回数もずっと減った。

その女性のトラウマの原因になった性的なことがあったのかどうかはわからなかった。男性が近くにいると危険を感じるのは確かで、どこに行っても恐ろしい声が聞こえるという消耗性疾患に苦しんでいた。孤独だったので、自宅にも恐怖はあったが、家の外に出るともっとひどくなった。それでも、気分をよくしたい、もっと健康になりたいという強い気持ちがあった。

さいわい、彼女にはユーモアのセンスもあった。人生の早い時期にどんなトラウマがあったにせよ、苦しみを減らすための賭けに出たいという彼女の意志を絶つことはできなかった。そもそもその意志があったからこそ、彼女は私の元に来たのだし、だからこそ医療提供者としての私の欠点にも耐えられたのだ。

●振り返り

障害や脅威（認識でも現実でも）に直面したときの自分自身の立ち直りを考えてみよう。自分を前進させつづけてくれたのはなんだっただろう。挫折のあとで再調整や回復を助けてくれたのはなんだっただろう。どのような資質のおかげで、反対側にいる自分が見えただろう。

第4部 ◉ トラウマに打ち勝つために

通り抜けてきたすべて、私にされたすべてのことのあとでも、私はまだ信頼に値する人間だ。人を正当に扱うのは、この世界ではそれが難しいことだから。

――K．S．T．

第12章 自分を取り戻す家路

あなたと同じように、私もたくさんの人間がひとつになった存在だ。好奇心にあふれた人間であると同時に、せっかちな人間でもある。父親で、夫で、友人で、博士で、精神科医などでもある。そして、トラウマによって変えられた人間でもある。これを読んでいる多くの人と同様、自分自身の人生においても、大切な人の人生においても、かなりの困難があり、それに影響を受けてきた。

トラウマはいちばん大切なものを盗む

私たちには誰でも、それぞれ独自の話の流れ、山場、谷間、試練を備えた物語がある。おなじみの敵のように、共通するものはあるにしても、ひとつとして同じ物語はない。私たち一人ひとりが、エベレストやセレンゲティやナイアガラの滝のように貴重で魅力的な国の宝であり、絶滅危惧種のように大切にされ、ケアを受ける価値がある。実際、それが私たちだ。私たち一人ひとりがめったにない大切な存在なのだ。誰もがそうだ。

トラウマはこれを簡単に忘れさせる。自分自身とおたがいのことを簡単に忘れさせる。トラウマは苦しみだけでなく、健康や幸福にも私たちの目をつぶらせようとする。トラウマは巨大な消しゴムであり、いちばん大切なものを盗む泥棒であり、人間にとって大事なものをすべて忘れさせるウイルスだ。トラウマは私たちの思いやりをむしばみ、共同体を分裂させ、人間性があったことなど遠い記憶へと押しやってしまう。思いやりと共同体と人間性は、自分自身とほかの人のことをもっと学び、自分の真実を表現し、心を開いておたがいの話に耳を傾けなければ生まれない。

トラウマは、思いやりと共同体と人間性を生むのは無理だと思いこませる。健康と幸福と本物の人間のつながりなどは幻想で、単なるファンタジーだと語りかけてくる。みなの人生をよりよいものにするために、学び、表現し、おたがいの話を聴くことをトラウマはあざ笑うが、その声をカモフラージュして真の意図を隠して、こっそりとそれを実行する。

私はそれをできるだけ早く変えたいし、本書は変化のための手段だ。なんらかのかたちでトラウマを理解してもらい、その仕組みを認識してもらい、何か行動を起こすモチベーションになってほしいと思う。

さらに、トラウマが私たち全員にとっての問題であり、思いやりと共同体と人間性に対するトラウマの暴行に対抗するにはみなが協力しなければならないことにも納得してもらいたいと思う。

トラウマはいま現在も、あなたや私や子どもや友人や隣人やいわゆる敵や……あらゆる人を傷つけている。トラウマはいま現在起こっていることだ。トラウマは私たちの近所や街や国や大陸をむしばんでいる。トラウマはいま現在起こっていることだ。無垢な子どもがいまあなたの目の前で脅威にさらされていたら、何かしたいと思うだろう。正しいことをするために、立ちどまって考えや言葉をまとめたりすることさえないだろう。トラウマに関して必要なのが、それと同じように心から緊急性を感じることなのだ。

●五つの大切な輪

人生と世界をよい方向に変化させるために必要な鎖を構成する五つのポジティブな輪を紹介する。この五つの点がトラウマからの癒やしへ導く目印につないでくれるものだということを覚えておいてほしい。

- **知識**　本書のかなりの部分が、トラウマをよりよく理解し、トラウマとその共犯者たちがどのように作用するかについての知識を提供し、あなたに前へ進む決意をさせる情報を与えるために費やされている。
- **力**　〃知識は力〃だ。学んだことは、自分の人生と世界に望む変化をもたらす力を与えてくれる。
- **癒やし**　理想的には、望む変化のトップに来るのは癒やしだ。癒やしをもたらすためには、個人と社会がよくなるための力を使わなければならない。
- **希望**　癒やしは希望をもたらし、希望はトラウマの蔓延に対抗する最高の薬になる。希望は、なんであれ、自分に起こったことには対処できるのだと思わせてくれる。私たちがよくなれば、世界もよくなる。
- **緊急性**　この鎖の最初の輪である知識には、自分が危機に瀕していることの理解も含まれる。トラウマはすでに活動していて、その危険度はもう高くなっている。

希望もまた知識であり、その知識によって、よりよい人生が手に入るという約束は軽く受け取れるものではないと気づくようになる。何かをする必要がある。それもいますぐに。

鎖はこれらのどの輪から始めることもできるが、トラウマは秘密裏に働くので、知識をいちばんにしておきたい。トラウマの原因が劇的で明白なものであっても、その影響はひそかに表れることがほとんどだ。トラウマは共犯者、とくに恥の感情を、私たちに気づかれないように働かせることが多いので、それを知っておくことが自分を守る武器になる。

本書を読む時間と努力によって、新しい方法でトラウマを理解してほしいと思っている。本書はトラウマの複雑さと力を説明するために書かれていて、トラウマが私たちと社会に与える影響を明らかにするとともに、トラウマが個人から社会、社会から個人へと広がる恐ろしいサイクルをつくる仕組みも明らかにしようとしてきた。

そして、あなたがトラウマからの癒やしに役割を果たすことを納得してくれていればいいと思う。トラウマの流れを止めるには、私たちが十分協力しなくてはならないからだ。

私たちの理解と決意は自分自身と自分の将来を決める助けになる。私たちが変わらなければならない理由は明白だ。トラウマが見過ごされれば、私たちが大切にし、切望してい

る、正義と安全と基本的権利がもたらされる可能性はほとんどなくなる。トラウマの影響を減らすためにできることはなんであれ、生産的なものになる。知識と力と癒やしと希望、それらを緊急に使うのも生産的なことだ。

解決策：知識を活用する

トラウマについて自分がもう何を知っているかがわかれば、自分自身の体験を吟味し、トラウマが自分にどんな影響を与えているかについて新しく理解したことをざっとまとめてみよう。直接的な影響でなくてもいい。トラウマが自分の配偶者に影響しているという新しい知識を得ているかもしれないし、社会的トラウマがあなたや家族に影響を与えていること（第7章で述べた人種差別などの問題について考えてほしい）についてもう少し理解が深まっているかもしれない。

この解決策を、自分のため、あるいは信頼できる人と共有する方法として、文章にする訓練にしてもいい。このような知識を伝えることは、身をもって体験したことに関する新しい理解を強固なものにし、ほかの人が自分の体験を新しく理解する助けにもなる。これはトラウマから回復し、本来自分のものである思いやりと共同体と人間性を取り戻すための、もうひとつの実践的方法にすぎない。

天使と悪魔の駆け引き

ここで、トラウマにはひとりで立ち向かうべきではないことを繰り返しておきたい。トラウマに立ち向かうには、味方に頼ることが大切だ。家族や友人、医師やセラピスト、ペット、サポートグループ、薬、庭、なんでもいい。この点においては、トラウマに対抗する（とくに思いやりと共同体と人間性というかたちでの）作業においての〝協力〟という面をはっきりさせていたはずだ。ほかの人の知恵や親切に頼る気持ちを育てることが不可欠で、温かい手と書かれた言葉には、思った以上の力があることもわかった。

ほかの人の助けがあれば、本来の自分を思い出し、自分の本当の地図が見つけやすくなる。人生で行きたい場所に向かうための、新しい進路の計画に助言ももらえる。

とはいえ、自分にとってのよりよき味方になることも学ばなければならない。これもさまざまなかたちをとる。ポジティブな心の声、心をこめたセルフケア、自信、自己主張、健康について熟慮した選択をする習慣、仕事、いっしょに過ごす人。

ときどき子どものころによく観ていた昔のアニメを思い出す。ほとんどは頭を使わずに観られる軽い作品だったが、バックにはすばらしい音楽が流れていることが多く、ときには人生の教訓も含まれていた。

悪いことをしようかどうか考えているキャラクターの肩の上に天使と悪魔が現れるのを何度も見たのを覚えている。天使と悪魔はそれぞれ自分の主張をし、おたがいに言い合い（取っ組み合いになることも多い）、その人物は最終的に選択をし、予想通りの結果になる。子どもながらに、同じようなことが自分にも起こっているのがわかっていた。

ママが別の部屋で電話をしているあいだにクッキーの瓶に手を伸ばすべきだろうか。ぼくが欲しかったおもちゃで遊んでいる弟を後ろから押してやるべきだろうか。プラスとマイナスを比べて、選択肢を検討して、ときには自分の片方の肩にいる天使と反対側にいる悪魔を思い描くことまであった。昔のアニメーターたちがあのような表現方法を使ったのはたまたまではないと思う。なぜなら、私たちのほとんどが感情移入できるからだ。私たちはそれぞれひとつの心を持っているが、そこにはさまざまな面がある。

自分のなかに、はっきりと正反対のことを示す天使と悪魔のような人格や声を経験した人はめったにいないだろうが、それは、そのプロセスが意識下で起こっているからだ。私たちの心は氷山によく似ている。意識的な部分、はっきりわかっていて、世界を体験し、日々の活動をしている部分は、氷山の姿が見える水上の部分だ。しかし、脳内で起こっていることの大半は、水中に隠れている巨大な氷のかたまりなのだ。恐怖や恥や偏見は、この水面下で暗躍する。

トラウマが襲ってくると、脳のあらゆる側面に影響し、それによって認知、計算、結論を変えてしまう。これも覚えておいてほしいが、このすべてが知らないうちに起こる。アイスクリームのたとえを覚えているだろうか。ひとつのことを考えていても、結論を下す段になると、表面下にある私たちの一部は、驚くような結論を示してくる。本当にやりたい仕事の面接に臨もうとしているときに「おまえには無理だ」と言ってきたり、不健全な人間関係から抜け出そうと決めたあとで、「とどまるべきだ、今度はうまくいくから」と言ってきたり、何カ月も何年も前にやめていた依存的習慣を考えていると「今回だけ」と言ってきたりする。

この内なる綱引きは、ほとんどの人になじみがあるだろう。混乱し、心が張り裂けそうになるかもしれない。一方には健康的な天使がいて、結論をよく考えて、自分のことを大事にしてほしいと思っている。反対側にいる悪魔は、あきらめるべきだ、チャレンジするな、気にするな、何も考えずに希望だけ持て、ベッドから出るな、などと自分が人生のよいものにふさわしくないと思わせることならなんでも言ってくる。

トラウマはこのような悪魔をどんどんつくり出し、力を与え、綱引きを落胆と苦痛と悲しみと恥でいっぱいの不釣り合いなものにしてしまう。そのあいだに、私たちはそのなかで引きずりまわされ、悪魔が私たちを泥沼に向かって引っぱっていく。

解決策：綱引きをする

このたとえにしっくり来て、自分が健康的な衝動と不健康な衝動のあいだの綱引きにとらわれてしまうことがあるのなら、次のことを試してほしい。試すときにはかならず意識的に行うこと。そのプロセスを表面に出し、自分のなかの葛藤を認識する。それがうまくいったら、両肩にいる天使と悪魔（あるいは、葛藤の性質によってどんなタイプのキャラクターを選んでもいい）を想像する。

この方法のいちばん重要なパートは、自分のなかにある意見の葛藤を受け入れて声に出すことだ。こうすると、自分の力を手放すことなく、その渦中にいる自分を想像することができる。それぞれが〝引っぱってくるとき〟の意見を聞き、意識的な方法でその価値を見極め、最終的に自分にとって最善のものを（選んでもらうのではなく）自分で選ぶ。

本書ですでに述べた、生存のためにネガティブなものに注意を向けやすくなる傾向のために、トラウマはすでにゲームで優位に立っている。感情がからむ問題、とりわけ自分についての考えに関して複数の意見があるときにはいつでも、トラウマの優位性が目立ってくる。「私は親としてちゃんとできているのだろうか」とか、「その昇進に見合うような人間だろうか」などという考えだ。このような疑問が浮かぶときは、いちばん声の大きい意見に勝たせてはいけない。そういう意見はたいてい自身のトラウマを抱えた部分から出てきて、そのような部分は恐怖を抱き、恥の感情を抱えているからだ。

この章で示したようなエクササイズはいいものと悪いものを見抜く力を与えてくれる。動きを止めて、自分のなかにある別々のメッセージを意識し、時間をかけて、どれが本物でどれが偽物かを見極めれば、心のなかに最善の策を持つことができる。ただ流されていくのがよくないのは、ドライバーが混乱して方向がわからなくなっていることがあるからだ。運転席には最善の自分を乗せておきたい。こうすれば、トラウマから回復し、より高い思いやり、共同体、人間性へと自分を導いていける。

解決策：意識を高める

私たちの心は忙しく、めまぐるしく動いていて、追っていくのが難しい矛盾した情報で満ちていることが多い。心を落ち着かせ、浄化するために何千年も実践されてきた、よく知られ、信頼できるふたつの方法を短縮版で紹介しよう。

- **瞑想**　数えきれないほどの書物や動画が瞑想を奨励していて、それについての書物や動画と同じぐらい瞑想方法もたくさんある。どこでもできる簡単な方法は、ゆっくりと呼吸し、自分の肺のなかに空気が入り、空気が身体から出ていくときに肺がどう感じるかに注意を向けることだ。これを繰り返す（十まで数えてまた始めるという場合が多い）ことは、自分の意識に磨きをかける昔ながらの方法だ。邪魔の入りにくい静かな場所でやるのがいいが、外で短い散歩をするだけでもうまくいくことがある（気を散らさずに、携帯電話でメールをしたり、ネットサーフィンをしていなければの話だが）。

- **自己探求**　これは、自分の注意を内面に向け、自分のなかで何が起こっているかに意識的に興味を持つという方法だ。自己探求は瞑想とともに行うとうまくいき、両方を並行して行うことが多い。私たちは自分の行動につながる思考のことを通常は意識しておらず、そのような思考を支えている考えや根拠についてはもっと意識していない。自己探求とは、基本的にはこのようなメッセージに意識を向け、そこにある意見を聞き出そうとすることで、素直に、思いやりを持ったかたちで、自分を本当に知ることになる。

いろいろな意味で、思いやりはあらゆるものの鍵をあける。思いやりは共同体と人間性の中心であり、トラウマに対抗する作業の中心でもある。そしてトラウマ後の成長と回復という段階になれば、思いやりがいちばん力を持つ。

苦しみが人を強くするというのは真実ではない。苦しみは、実は人生をずっと難しいものにする傷を残していく。とはいえ、苦しみによって私たちは知恵を与えられ、感謝を知り、思いやりが深くなる。そしてもっと大局的にいえば、自分を助けるだけでなく、ほかの人や世界を助けることになるので、思いやりの効果は絶大だ。

●犯されなかった殺人と起きてしまった暴行／エピソード

かつて暴力的な人生を送ってきた男性を担当したことがあった。長く服役していて、社会規範などはずっと馬鹿にしていた。自他ともに認める常習犯で、人生の後半になってから私に会いにきたのは、よりよい人間になろうとしていたからだった。孫ができたばかりで、それが人生を変える大きな動機になった。とても熱心にセラピーを受け、予約をキャンセルしたことは一度もなかった。

協力を始めて数カ月たったころ、別の男性がこの患者の家族の一員にひどい罪を犯した。私の患者はその男の家に押し入り、男を待ち伏せして、やったことへの腹いせに彼を殺そうと考えた。待っているあいだに、彼は自分がやろうとしていることについて考え、相手の家族と自分の孫にとってどういうことになるかに思いをはせた。しばらくそうやって考えて、自分がやろうとしていることについての自分の気持ちを味わってから、私の患者はその場を去ることに決め、男の家からこっそり抜け出し、帰宅した。

その話を私にしながら、彼は自分でも信じられないようだった。実際に自分が暴力的ではないことを選んだのだ。復讐によって正義がもたらされるわけではないし、暴力による結果は、その暴力に見合うものでないことは間違いなかった。彼はこのことを照れながらも誇りをこめて語ってくれた。

これだけでもサクセスストーリーなのだが、この話はそこで終わらなかった。

数カ月後、前夜に暴行を受けた若い患者が朝早く私の診察室にやってきた。午前中の半ばに予約なしの診察時間を設けていて、彼女はその直前にやってきた。受付係があわてて私のところに来て、若い女性が待合室にいると告げた。破れた服を着て、切り傷と擦り傷から血を流し、静かに泣いているという。私が走って彼女に会うために待合室に向かうと、彼女の向かいには、その次に予約の入っていた例のいわゆる常習犯がすわっていた。彼女が到着する前から彼はすでに待合室にいたのだ。

長く刑務所で過ごし、規則を破り、暴力をふるって人生の大半を過ごしてきたこの男性が、本当に彼女の助けになってくれた。そして彼のしたことはすべて正しかった。彼女から距離を取って不安にさせないようにしつつ、もうすぐ助けが来るから危険はないし、大丈夫だからと安心させていた。私はこれをすべて入り口から見ていた。自分の予約時間を彼女に譲り、予約なしの最初の時間になるまで待合室に残っていた。

さいわい、彼女は適切な治療を受け、自分に起こったことから、健康的な人生に変化させる方向に進んでいくことができた。さらにうれしかったのは、彼女とその〝常習犯〟とのやりとりが彼の人生に大きな影響を与えたことだ。

彼は自分が穏やかになっていると感じた。その女性の助けになれたこと（「普通の人ならやるようなことだ」と彼は言った）と、ごく自然に手を差し伸べられたことにも誇りを持っていた。そして、もし数カ月前にあの男を殺していたら、待合室で彼女を助けることなどできなかっただろうこともはっきりわかっていた。殺人を犯して逃げ延びていたとしても、あんなふうに手を差し伸べられる人間性が持てただろうか。

この人はとてつもなく長いトラウマの歴史を抱えた男性で、トラウマに苦しむと同時に、ほかの人にもそれを負わせていた。だが、自分の人生の進む道を決める段になって、彼は思いやりを選んだ。トラウマがトラウマを生むことに気づいた。最終的に、それを理解することが、自分の人生の進路を変える助けになったのだ。

●振り返り

この話にはたくさんのことが含まれている。ありそうにないところから与えられる助けや、予期せぬかたちでよりよい方向に進んだ自分に驚くかもしれないことなど。自分の人生を振り返り、岐路に立ったとき、自分がより健康的で、トラウマに押しつけられた選択肢ではないものを選んだときのことを考えてみよう。正しい道に進ませてくれたのはなんだっただろう。思いやりと共同体と人間性のうち、自分の選択のなかにあった要素はなんだろう。

第13章 知恵と根気と、真の身の上話

新型コロナ、森林火災、体系的人種差別、政治的動機に基づいた脅威と暴力、収入格差、失業、医療給付の喪失など、現在私たちが直面している社会的トラウマは、たがいに協力し、最終的に私たちが地球規模で結びついている事実を認識せよと叫んでいる。あなたはいま現在の自分自身を受け入れることができる。変化するための知識を得ることと、さらなる知識を得るための変化を受け入れることができる。

そして、現在のほかの人の人生を少しよくすること、地元に変化をもたらすこと、地球規模の目標を提唱することで、始めることもできる。ポジティブな行動の入り口は、文字通り限りなくある。私たちの誰もが個人的に起こせる変化は評価することができないので、だからこそ、私たちは協力しなければならない。

知恵と根気でリードしていく

自分自身のトラウマに向き合い、そこからさらに大きな癒やしをもたらすといっても、学者や聖人にならなければならないわけではない。ここで私が提案しているのは、そこまで高尚なものではないし、抽象的なものでもまったくない。思いやりと常識をともなった知恵と根気は私たちの人生を変える。簡単にできるわけではないが、明快な解決策だ。知恵と根気は、持っているとか持っていないとかの特質ではない。実践によって大きく成長する特質だ。

知恵と根気が生まれるのは、自分自身やほかの人を思いやりのレンズを通して見たとき、トラウマが自分について信じさせようとしている嘘を見抜いたとき、トラウマが自分の情動、気持ち、感情にどのように影響しているかがわかったときだ。自分のなかに力強くて強烈なものが生まれたと感じたときや、すぐに反応するのではなく、よく考えることを選んだときにも、知恵と根気は生まれる。自分のなかに生まれた思考やメッセージを言葉にしたり、自分のニーズや要望をほかの人に伝えたりすることからも、知恵と根気が生まれる。

そして知恵と根気は、意図的な決断をするたびに育っていき、それまでの自分に代わってトラウマがどれほど決断していたかがわかるたびにも育っていく。

知恵と根気があれば、最高の自分になれる。ここでも、目標は完璧になることではない。それどころか、**完璧にならなければならないというのは、トラウマが私たちに信じこませようとする嘘のひとつだ。**動きつづけるゴールポストを目標にするのではなく、自分にとっても、ほかの人にとっても、いちばん利益になることをつねに心にとどめておくという目標を心からの誓いにしよう。目標は自分を導けるようになることで、その過程でほかの人たちも同じように導いていくことだ。

知恵と根気による判断は、導いていく助けになるとともに、導かれるべきときを知る助けにもなる。私たちは家族、近隣、街、国のリーダーたちに取り囲まれている。自分の利益だけに熱心なリーダーと助けになるリーダーを見分けることが肝心で、それには思いやりや共同体や人間性のような、昔から培われてきた価値観が必要だ。私たちのリーダーはそういったものに本当に力を尽くしているだろうか。私たちはどうだろう。

トラウマは事態を混乱させるが、誰もがみな、このような疑問に答えられるし、自分に対しても人に対しても正しい判断を下す力を持っている。内科医でもあり臨床精神分析医でもある私は、脳生物学と心理学のどちらからも往々にして同じ教訓を与えられることに驚いている。

たとえば、私たちがみな習慣の生き物だということだ。これは生理学的レベルだけでなく、人間行動の分野でもあからさまにわかる。自分に染みこんでしまったもの、とりわけトラウマがらみのものを変えるには、訓練と忍耐力と思いやりが必要だ。さらには知恵と根気も必要で、このような資質をすべて使って、よき審判と有能なリーダーにならなければならない。

私たちはみな自分のなかになんらかの方法で指導する力を持っている。必要な知識とサポートがあれば、トラウマに導かれるのか、トラウマがあっても自分がリードしていくのかを決めるのは、自分次第だ。恥とリスクの恐ろしいサイクルにストップをかけることができる。トラウマの遺産を将来の世代に遺す必要はない。リードしていくことを選び、より健康的な道筋を定め、誰にとってもよりよい世界をつくっていくことができる。

明確なコミュニケーションを生む言葉

存在するトラウマをうまく処理できる世界をつくるためには、あらゆる手段を確保して、さらなるトラウマに力を与えたり、つくり出したりするさまざまなメカニズムを避けることも必要だ。このことがいちばん明白なのはコミュニケーションの領域だ。フェイクニュースの報道機関、インターネット上での噂や嘘の蔓延、大げさに二者択一を迫って真実を無視する先導的指導者たちに誘惑される世界では、私たちはみな自分の使う言葉に注意を払うことで、もっとうまくやっていける。自分の信念や気持ちを伝えるためには言葉が不可欠だ。たがいに協力してトラウマと闘うときにはとくに大切で、言葉がほかの人に特別な信念や気持ちを呼び起こすことにも留意しなければならない。そのため、言葉の使い方にはさらなる注意が必要だし、リーダーたちにもそれを期待すべきだ。

公の場でネガティブな強い言葉を使うことが、近年さらに広まってきている。これには、一部のソーシャルメディアやケーブルテレビ局のニュースで多用されている侮辱や脅しの言葉も含まれる。そのような表現方法は、かつてなら強い非難を受けていたはずだ。ほかの人に向けて自分を表現し、話す方法には、自分たちがつくっている世界がどのようなものになるかに、大きな影響を与える。侮辱的なレッテルや大げさな口調は、人を遠ざけ、人から力を奪う。

武器化した言葉の影響をもっとも受けるのは、たいていはいちばん弱い立場の人たちだ。しかし次に紹介するのは、トラウマの蔓延を防ぐことに力を注ぐ指導者や市民が、コミュニケーションをより明確に、より確実なものにするための四つの方法だ。

1. **誇張を避ける。** 町を壊滅させた洪水は〝恐ろしい〟ものだし、〝ひどい〟ものだ。〝恐ろしい〟とか〝ひどい〟という言葉を、自分が気に食わない民主的な選挙結果や自分とは違う政治的見解を持っている人を表現するために使うと、言葉が持つ描写力の質を下げ、本来の意味を弱めてしまう。

2. **ラベル付けを慎む。** 集団と集団のあいだに本来は存在しない類似性や違いを生むために言葉が使われていることが、あまりにも多い。各州に関連づけたふたつの政治色、ジェンダーとセクシュアリティ、人種、自国における自分のルーツの特性が、これに当てはまる。たとえば、〝移民〟という言葉は、アメリカでは二者択一を迫る緊迫した言葉として使われる。現在のこの国の国民のほとんどは、移民の子孫であるにもかかわらず。

3. **矮小化《わいしょう》しない。** 個人的トラウマにかかわる検討中のテーマのときはとくに、矮小化する修飾語句が問題になる。蔓延している社会的トラウマがテーマの場合なら、矮小化によって問題がいっそう大きくなる。たとえば、受けた暴力の深刻さを最小限にしてしまう〝性的暴行〟という言葉が医療現場やメディアで使われているときには、私はいつも警戒する。それではまるで、攻撃が性的であるために、その暴行が許されるものだとか、衝撃度の低いもののようになってしまう。意図的ではないとしても、トラウマ的な体験を無造作に矮小化してしまうと、さらなるトラウマを生む可能性がある。

4. **影響を考える**。この提案は、先に挙げた例や数えきれないほかの例に当てはまる。私を深く悩ませている例のひとつが、〝燃え尽きた〟という言葉で、これは医療業界で働く人が、システム内でのオーバーワークや評価を下げられたせいで、限界点に達してしまったときに起こることを表現している。そのような言葉を使えば、システムの問題を非難するのではなく、弱さやセルフケア不足などという個人の責任を不当にほのめかすことになってしまう。ほかの人について伝えるときには、言葉をよく選ばないと、トラウマの共犯者になってしまう可能性が高く、その人が抱いている恥の感情をさらにかきたて、不健康な環境の改善どころか、悪化に手を貸してしまうことになる。

コミュニケーションにおけるやさしさ、明確さ、マインドフルネスを訓練することは、かならずしもトラウマを止める手段にはならないが、出発点としてはふさわしい。そして、なんらかの力でリードしていくことを選んだ私たちは、その仕事を立派に成し遂げる責任を、自分にも、助言を求める人に対しても、負っているのだ。

●その言葉が相手に与える影響／エピソード

医大生は、教育の最終段階で臨床ローテーションに参加する。これは通常、病院で行われる。臨床ローテーションでは、一定の期間、学生たちが医師のチームのあとについていく。その目的は、患者のケアを観察し、研究し、そこに参加して学ぶことだ。学生がチームの一員となって、現場で行われていることを身をもって理解できることもある。そうでないとき、とくにチームが大きくて、さまざまなレベルのベテラン医師が含まれている場合には、学生はその存在すら忘れ去られてしまう場合もある。このようなタイプの臨床ローテーションに配属されたとき、私は権威、恐怖、そして言葉が、偶然であったにしても、ほかの人のトラウマになりうるという、大切な教訓を学んだ。

病院の廊下をチームについて歩いていたときは、自分が彗星の尻尾の先のほこりの粒子になったような気分だった。年長の医師が先頭にいて、ほかの医師たちは年齢順にそのあとに続き、たいていは二〜三人のグループに分かれていた。私とほかの学生たちはその後ろを追い、私たちの存在は通常、この医療彗星の本体にくっついているおまけだった。私たちにたいした権威はなかったが、病気の人たちとは明らかに違う立場だった。ある患者のことをいまでもよく思い出す。年配の男性で、私は彼にはそれまで一度しか会ったことがなかった。

その男性は自宅から離れて病院にいることで怯えているように見えた。白衣を着て深刻な顔をした私たち全員がぞろぞろと彼の病室に入っていくと、その不安はさらに高まった。私は入り口にいちばん近かった(彗星の後ろにいるとそうなる)が、ほかの学生や医師たちの肩越しにその様子が見えるほどには背が高かった。訪問はチームにとってはまさに型通りのものだったので、みなは患者よりも考えごとに集中していた。次の順番の患者、訪問の記録、次回の論文、などなど。それがなんであれ、誰も患者本人にはあまり注意を払っていなかった。

年長の医師がその男性の検査記録を要約し、診断の説明をした。がんだった。医師はがんの種類の説明を続けたが、それがほとんどのケースで治療可能であるという事実の説明はしなかった。患者の男性はただ前を向いて耳を傾けていた。すると年長の医師は、職業的なよそよそしさで、その日の後刻にオンコロジスト(がんの専門医）が来ると告げた。それを聞いて、患者は目を大きく見開き、顔色を失った。幽霊を見たような顔だった。

その階の巡回が終わったあとも、私はその表情のことをずっと考えていた。その患者の反応がどこかずれているように感じられたので、こっそり抜けて、彼の様子を確認しに戻った。まだ衝撃を受けて恐れているようだったが、彼自身はフレンドリーで、私の訪問を受け入れてくれているようだった。

「オンコロジストのことで不安に思われたようでしたが」と私は言った。

彼はうなずいて、大きく息を吸った。

「〝オンコロジスト〟という言葉の意味をご存じですか」と私は尋ねた。

「はい、葬儀屋のことでしょう？」

私はそのふたつの職業の違いを説明し、患者のがんが治療可能なもので、オンコロジストが治療についての説明をあとで行うことをはっきりわかってもらった。彼の顔には信じられないぐらいの安堵の表情が浮かんだ。自分の誤解を謝ったが、謝るのはチームのほうだと私は話した。

これは、意思を伝えるべき相手にではなく、自分のために言葉を使ってしまうことがあるという例のひとつにすぎない。先頭の医師がもっと注意深ければ、あの患者は必要のない悲嘆を感じずにすんだはずだ。コミュニケーションで大事なのは、正確な言葉で話すことではなく、その言葉が相手にどのような影響を与えるかに気を配り、よく耳を傾け、熟練したやり方で彼らの身振りに注意を払うことだ。そうすれば、コミュニケーションはもっとうまくいき、相手に新たなトラウマが生まれる可能性をずっと減らすことができる。言葉が自分とほかの人にとってどんな意味になるかを考え、自分たちのコミュニケーションがどのように受け取られるかに注意を払うことが大切だ。これは情報を伝えるときに大事なことで、それが人種や性別に関する話題や言葉であればなおさらだ。

●振り返り

最近でもずっと昔でもいいが、あなたがほかの人に対して使った言葉で、そんなつもりはなかったのに何かの引き金になってしまった言葉はなんだろう。自分の言葉がその人を困惑させたことがどうしてわかったのだろう。そのメッセージをあなたはどう受け取っただろうか。その反応を念頭に置いたうえで、コミュニケーション方法をどう変えただろう。ほかの人にとってはなんでもないが、自分にとっては困惑するような言葉とはなんだろう。

物語と真の身の上話の大切さ

言葉が文をつくり、文が物語をつくり、物語が自分の人生と世界を理解する道筋になる。物語は自分が学んだ教訓を理解する助けになり、それは役に立つことも立たないこともあるが、自分の物語、とくに自分にネガティブな影響を与えた物語に立ち戻るのは有益であることが多い。脳は当然のことながら、自分が得た教訓が真実かどうかを見直したがらない。言い換えれば、自分が学んだことを振り返って、それが本当のことを伝えているかどうかという疑問を抱くことはないということだ。私たちはただその意味についての物語をつくり、それを受け入れ、先に進むだけだ。そしてその教訓がトラウマに関連するものであれば、気づかないうちにネガティブな結果をもたらされることが多い。そうなってしまうのは、トラウマの教訓は〝粘着性が強い〟からかもしれない。つまり、ネガティブな情動・気持ち・感情に強く貼りついているのだ。

私自身の人生でもそんな例を思い浮かべることができる。学校ではいつもいい成績を取っていたので、自分は知的な人間だと思っている。仕事でもまあうまくやっているので、身を入れて精一杯働ける人間だと思っている。これらは私の個人的な物語のポジティブな面だが、私にとってはありふれたことだ。深く考えることはないし、うれしがることもないし、頭に浮かぶこともほとんどない。

ところが、ネガティブな面になると、まったく違う話になる。ある程度は真実で、多少はネガティブな自分の面について考える割合が非常に大きくなることがある。たとえば、私はボールを投げるのが苦手だ。野球ボールならかなり上手に投げられる（すごく練習した）が、フットボールになるともうお手あげだ。だから、子どものころ、自分はうまく身体を動かせないから、からかわれても仕方なく、運動神経が鈍いのだとあきらめてしまった。

人生が進み、悲劇が私の体験の一部になると、自分はだめな人間であり、そのために不幸なのだという物語を受け入れるほうが楽になった。一部の人と同じように、私も自分が呪われていると感じることが多く、自分についての間違ったことと、気分や不安レベルや決断に影響を与えるかもしれない疑わしい教訓を信じるようになった。

ある時点で、ネガティブな自分の物語がすっかり根を下ろしてしまい、そのときは、それに疑いを抱くことはなかった。自分自身を明確に知り、トラウマがあなたに信じさせようとする害のある物語から自由になるためには、疑いを抱かなければならない。

トラウマは私たちのさまざまな体験を、不自然に幅の広い筆で塗りこめてしまい、よい教訓を隠し、その上から自分をおとしめる有害な言葉を殴り書きする。「私にはいいことなんて起こらない」とか「誰にも愛してもらえない」とかだ。トラウマは私たちが成し遂げたことを曇らせ、私たちが正当の所有者である喜びや満足を奪っていく。「大変な仕事だったが成功した」という気持ちの代わりに、「ラッキーだっただけで、もう二度とあんなことはないだろう」とか、「まあ、あのときはうまくいったけど、そんなことはどうでもいい。だって私にはそんな値打ちはないのだから。だって私は――（そのときに合う言葉が入る。「哀れな」とか「愛されない」とか「悪い」とか）人間だから」という具合だ。

自分に関する害になる物語は、誰もたいして読みたくないけれど、どちらにしても全集に入りこんでいる神話のようなもので、その偽物のストーリーが自分の身の上話になってしまう。偽物の身の上話はネガティブな物語を増幅させ、ポジティブな物語を忘れさせるか隠してしまう。自分に対する見方を変えてくれそうな事実を消してしまい、これから先もずっとネガティブなことが繰り返し起こるのだと思わせる。**トラウマはそのような偽物の身の上話の著者で、その編集過程で積極的に手を入れてやらなければ、あなたは自分に害を与える物語にとらわれる羽目になる。**

実のところは、トラウマからペンを奪い取って、自分自身の〝真の身の上話〟を書くことができるのだ。そのような物語のなかでは、私たちは尊重され、公平に語られる。ごくわずかな成功であったとしても、そのための勇気と努力が認められる。子どもを育て、家族を支え、自身の性自認を公表し、自分のセクシュアリティを受け入れ、人種差別に耐え、暴行を受けても大学を辞めなかった。そのような努力が真の身の上話では認めてもらえる。**真の身の上話は正直で、感動的で、トラウマを抱えた私たちにも手を差し伸べてくれるものだ。そして将来の設計図でもある。**

解決策：自分の真の身の上話を書く

自分が背負っている有害な物語を見直し、疑問を抱き、書き直すのは大切なことだ。同じぐらい、いやもっと大切なのは、そのような物語を実際に自分に役立つ話に入れ替えることだ。真の身の上話は、ひとりで深く考えて書いていけるものだが、そのプロセスを親友やセラピストなどの信頼できる人に手伝ってもらえば、本当の意味で有益になる場合がある。真の身の上話をどのようにつくっていくにせよ、明確に、思いやりを持って自分を見ることが不可欠だ。

真の身の上話をつくることは、幽霊が無謀運転をする車の後部座席で目を覚ますようなものだ。あなたは座席を乗り越え、幽霊を脇に押しやり、ハンドルを奪わなければならない。運転席にすわってしまえば、ミラーを確認し、シートを調節し、人生のどこに行くかを決めるのはそんなに難しくはない。もう幽霊がうろついて、私たちに呪いの言葉をかけたり、害のある物語を語ってきたりはしない。幽霊がハンドルを握っていたのは、私たちが後部座席で眠っていたあいだだけで、追い払えば消えてしまう。おまけに、あなたの運転がうまければ、道路はほかの人にとっても安全な場所になる。

●名前を変えられた少女／エピソード

私が知っていた若い女性は戦争で荒廃した国で育ち、そこで起こっていた暴力は想像を絶するものだった。彼女の最初の記憶は恐怖と喪失だ。子どものころ、生き残った家族のメンバーは人里離れたジャングルに逃げた。ジャングルでは暴力からは身を守れたものの、生きていけるような環境ではなく、十分な食べ物が得られることはほとんどなかった。家族に病気が蔓延していた。

そのような苦難にもかかわらず、彼女は愛されて育った。両親に抱かれて、自分はすばらしくて大切な存在なのだという気持ちになっていたことを覚えている。何よりも、愛されていたという記憶がある。彼女は十代になると、頭の回転が速く、機転が利き、無欲で、勇敢な少女になった。そのころ、食料を栽培していた沼地の水が詰まってしまった。洪水でキャンプが破壊されそうになり、このままでは移動せざるをえないという重大な局面が訪れた。

なんとかしようと詰まっている箇所を修復しにいった男の人たちが失敗して戻ってきたときの表情を彼女は覚えている。恐れているように見えたが、どうしようもない状況のせいで落ち着いてもいた。自分と男の人たちの違いもはっきりと覚えている。自分は小さくてしなやかだが、彼らはすっかり成長していた。その違いを見て、自分のほうがその問題を解決できるのではないかと考えた。沼地に入って、ヘビや寄生虫がうようよしているなかを泳ぎ、なんとか沼地の奥まで行った。排水溝をふさいでいた大きな葉っぱやがらくたを取り除くことができた。それはうまくいって、水がまたスムーズに流れはじめた。

その少女は生まれたときに特別な名前を与えられていて、それをとても気に入っていたが、その名前をもう使うことはなくなった。キャンプを救ったあと、家族とほかの人々がお祝いをしてくれた。そのときに、彼女の勇敢な行動を記念して、彼女の優雅さと強さを同時に表すような、新しい名前を与えられたからだ。

本当に恐ろしい環境で育ったにもかかわらず、この若い女性は、自分がつねに大切な存在であるとわかっていた。自分のことをわかっていて、自信があり、やるべきときに、やらなければならないことをやっただけだ。

その後、彼女は新たなチャンスを得て成長し、立派な教育を受け、価値のあるスキルを身につけて、コミュニティに戻り、人々を助けた。たとえ最悪の状況であったとしても、子どもを愛して育てることで、子どもの最善の部分を、とりわけ大事なときに引き出すことができる。この物語では、両親が彼女にほとんど何も与えられなかったことも語られているが、見方を変えれば、両親は彼女にすべてを与えたと考えることもできる。

●振り返り

自分の前に障害が山積していたのに、勝利を収められたときのことを考えてみよう。自分のどんな特質が成功を呼んだのだろう。そのときに誰が手を貸してくれただろう。そこで成し遂げたことが、自分の真の身の上話にどのような役割を果たしただろう。将来試練に直面したとき、それが何を語りかけてくれるだろう。

第14章

社会全体でトラウマを癒やしていくために

本書の最後の目標は、トラウマとそれがもたらすダメージに立ち向かうための新たなモチベーションやさまざまなツールとアイデアを提供し、あなたを送り出すことだ。その最後に、私がどのようにして社会への人道的な関与をしているのかを示し、あなたにもそこに加わってもらいたいと思う。

本書ですでに述べたように、トラウマは個人だけの問題でないので、個人的な解決策だけでは、長く変化を起こせる大局的な解決にはなりそうにない。とはいえ、私たち全員が協力すれば、ほとんどの人が切望し、必要としているかなりの変化を起こすことができる。協力すれば、自分の身体からも家からも、愛する人からも共同体からも、自分の国からも地球からも、トラウマを追い払うことができる。協力すれば、トラウマが根を張るのを防ぎ、本物の癒やしを与えてくれる環境をつくることができる。

だが、こういうことはすべて勝手に起こるわけではない。そのために努力をし、協力しなければならない。

私たちはどうかかわっていくか

ほとんどの人がもう、社会への人道的な関与の基礎となるものと、それが目標にしているものにはなじみがあるはずだ。世界中の宗教が伝えている思いやりの教えからもわかるし、わが国の基礎となっている民主主義の理想にも示されていることだ。大きな困難に直面している現在の状況では、私たちが共有するトラウマが制御を失って暴れまわっているように感じられるかもしれない。だが、このような基礎と目標に頼ることで、私たちはこの状況を乗り越えられると、私はかたく信じている。

何よりもまず、社会への人道的な関与とはすべての人への敬意を尊重することだ。自分自身への敬意も自分とはまったく違う人への敬意も。敬意にそれほど高い価値を置くということのなかには、人間は誤りを犯しがちで、自分の信念や気持ちがかならずしもすべての真実を含んでいるわけではないと受け入れることも含まれる。

その結果、自分が基本的な算数や重力のような見解の一致した現象について話していないかぎり、何が真実かを見極め、その真実を主張することが、社会への人道的な関与になる。自分がときには間違った方向に行ってしまうこと、そしてそう導くのはトラウマである場合が多いことを理解しなければならない。

社会への人道的な関与に協力するためには、幅広い種類の人間の信念や気持ちが、とてつもなく複雑な要素に基づいていることを念頭に置かなければならない。その要素には、トラウマにさらされること、遺伝的特徴、先祖の文化、家族の力関係、特権、人生の段階への権利の剥奪などがある。自分が強く信じているものがあっても、ほかの人が別の信念を持つのを許すことができる。これには人間性と思いやりが必要で、それによって、受容、信頼、相互の安全という環境が促進される。

五つの基礎

人間の社会は、そこに住む人々に社会が植えつけた価値観とともに、自分の経験や教育や行動を通して人々がその価値観を体現していくことで形成されている。経験や教育や行動によって、どんな社会であっても活気づき、特徴づけられる。社会への人道的な関与を定着させるためには、次に挙げる五つの基礎を取り入れよう。

1. **歴史。** 歴史は、社会および社会の集合体として自分たちがどこにどうやってたどりついたかの理解を助けてくれる。慎重に歴史を読めば、自分たちに共通するルーツや多様なルーツ、戦争や強欲が引き起こすもの、進歩による利益と不利益について教えてくれる。歴史は政治の動きを明確にし、やがてどこに自分が身を置くかを決める比較の基礎を与えてくれる。

2. **宗教。** 宗教のための宗教のことではなく、世界のほとんどの宗教的伝統の中心にある共通する価値観、とりわけ思いやりと人生への敬意を尊重する価値観のことだ。科学とともに、宗教は宇宙での自分の位置を理解する基礎となり、人生の意味や目的意識の核となるものでもある。

3. **科学と医療。** 科学と医療は、宇宙の仕組みと、そのなかに存在している私たちの脳と身体のことを教えてくれる。極小のものから宇宙規模のもの、そのあいだにあるすべてのものの意味を解明してくれる。原因と影響を理解するための基礎にもなり、社会的変化がどのようなものになりうるかの説明もしてくれる。

4．人生経験。 私たちは人生経験を通してすべてのものをふるいにかける。この基礎のリストにあるほかの四つの項目はすべて、自分自身の知見、フィルター、人間関係を通したものになる。人生経験は具現化された学びで、大脳辺縁系と論理システムの組み合わせが私たちの信念や意図に影響を与えている。

5．幼児教育。 教育の基本、幼稚園で学ぶようなことは、やさしさ、謙虚さ、常識に根ざしている。その後の人生でこのような教訓は忘れられがちだが、幼児教育は、理解し、幸福になるための秘訣が実はかなりシンプルであることを教えてくれる。

人生のほとんどすべての面で、ここに挙げた基礎のどれかが役に立つだろう。トラウマを例にとってみよう。歴史は大規模な暴力によるダメージを明らかに示している。宗教は、やさしく人に接し、必要としている人の助けになるという価値観を強調している。科学と医療はトラウマを防ぎ、治療する方法の要点を説明しているし、人生経験による自分の悲しみや喜びからほかの人に感情移入する力がもらえ、幼児教育は思いやりと共同体と人間性を高めることをわかりやすく教えてくれる。

●生物心理社会的・精神的モデル

生物心理社会的モデルは、一九七〇年代にアメリカの医師ジョージ・エンゲルが提唱した、人間の健康を包括的に理解する方法だ。長年にわたってメンタルヘルスケアの基本的手法になっており、そこに精神的・文化的要素も含まれるようになってきている（そのために、いまでは生物心理社会的・精神的モデルと呼ばれることが多い）。このモデルは独自の方法でヘルスケアにアプローチしており、先に挙げた五つの基礎を中心に据えている。

このモデルをフル活用すれば、支援と治療は無限に広がる。考慮に入れられているのは、遺伝的特徴、遺伝子の機能を決定するさまざまな影響、脳生物学、精神療法的治療、西洋医療と民間医療、栄養、文化的背景、社会的集団、性格、経歴、教育、宗教的・精神的価値観などだ。

また、このモデルは行為主体性と呼ばれるものも重視している。これは自分が選んだ方法で世界を理解し、進んでいく能力だ。自分のなかでもっとも声が大きく恐ろしい（つまりトラウマを抱えた）部分が選んだ方法ではなく、全身全霊で選んだ方法だ。生物心理社会的・精神的モデルの精神的側面は、このような部分をすべてまとめて、完全な生き方、世界に積極的に存在している人間になる力だと考えられている。スピリチュアリティは宗教を通す場合も、伝統的宗教の外側で表現される場合もあるが、理想的には思いやりと寛容を重視するものだ。スピリチュアリティは自分や愛する人以外の人々に対する責任を感じさせてくれ、すべての人々に正義がもたらされてほしいという気持ちも植えつける。このような、生物学的、心理学的、社会的、精神的側面すべてから最善の自分になれるように努力すれば、脳も身体も精神も最善のかたちで私たちのために尽くしてくれる。トラウマに関してはとくにそうで、それを理解し、防ぎ、治療することは、自分自身にも、ほかの人にも、世界のためにもなる。

トラウマのない社会のための「五つの目標」

社会への人道的な関与は先に挙げた五つの基礎に基づいているが、物事を成し遂げるためには基礎以上のものが必要だ。ここに挙げる五つの行動目標は、トラウマを克服し、真に民主的で公正で、人間が原因のトラウマがない社会をつくるために、私たちが打ちこまなければならないと私が考えている目標だ。

1. **思いやりを持って自分や人のことを考える。**自分の頭のなかで人生を過ごしていることがとても多いので、そこで自分について考え、語ることが非常に重要になる。頭のなかというのは怒りや失望を抱くこともある場所なので、それが破壊的な幻想につながることもあり、やがて破壊的な現実につながってしまう場合もある。心は自分のことを繰り返ししかりつけてしまう場所で、外部から迫害されていなくても、自分のことを打ちのめしてしまうことになる。

したがって最初の目標は、自分のなかで抱えているトラウマがどんなものであれ、それを変化させ、毒になるものを思いやりのある思考に変換することだ。まず、自分の思考パターンを認識しなければならない。それについてはすでに、実証済みのテクニックを簡単に紹介した。自分の理解と、科学がもたらしてくれたほかの新しい考え（心理療法や精神医学など）を使って、やさしさと思いやりのある心理的環境を育てていくこともできる。

2. **自分や人を傷つけることなく行動する。**古代ギリシアの医師ヒポクラテス（〝西洋医学の父〟と見なされている）は、医師たちにまずは危害を加えない努力をせよと言った。〝アヒムサ〟（非暴力）は、仏教、ヒンドゥー教、ジャイナ教の基本原理だ。事態を悪化させないことが改善のための第一歩ではなく、改善を本当に根づかせるためには、悪化に対処しなければならない。そうしなければ、本末転倒になる。この目標を達成するためには最初の目標に根本的にかかわることが必要だ。なぜなら、思いやりの心から力を与えられた決意があれば、結果を考えない、やみくもで利己的な衝動に引きずられなくなるからだ。傷つけないというのは行動しないことではない。それどころか、トラウマが辺縁系を乗っ取っているときにはとくに、意識的な努力が必要だ。

3．自分と人に思いやりを持って接する。マハトマ・ガンディーが、自分が見たいと思う世界の変化に自分がなりなさいと忠告したとき、毛虫から蝶になるような魔術的な変化を薦めていたのではない。ガンディーが私たちに示していたのは、勤勉になり、自分の内外で起こっていることにもっと発言力を持てということだ。一見、この目標は最初のものと同じに思えるが、自分と人に思いやりを持って接することには、ただ考えるだけではない、多くの行為が含まれる。それには世の中での行動と存在が必要だ。そしてそれによって、さらなるトラウマが生まれるのを抑えるだけではない。実践的なやり方で思いやりを示せば、世界に及ぼすトラウマの力と影響を減らしていくことができる。

4. 学び、教育する。 生涯の学びとともに人に教えること、とりわけ私たちが世話しなければならない子どもたちへの教育に関与しなければならない。本書がその助けになることが理想だが、だからといってトラウマを完全に消し去ることができないのははっきりしている。つねに自分の物語と思考パターンをチェックし、明確さと思いやりを持って自分を導いていかなければならない。

さらには、子どもたちにトラウマからの回復力をつける教育を与えなければならない。教育とは、他人（たえずつきまとうメディアを通してであることが多い）が仕組んだ利己的な意図を見抜く力をつけさせることでもある。宗教的、政治的、社会的、法的議論を使って、トラウマの誘導が正当化されようとしている場合は、とりわけその力が必要だ。

5. 責任を求める。 責任は、先に挙げた目標への私たちの関与を確かにするメカニズムだ。政治的であれなんであれ、権力を持つ人への期待をはっきりと表明する方法でもある。思考や行為にこめる思いやり、非暴力、教育による知識に対する責任を、自分や人が持てば持つほど、トラウマに対抗する効果が高くなる。それは、私たち人間がよりよい種になれるような世界を努力して築いていくための方法でもある。

●十年後に十年若返る／エピソード

十年前、ある女性がうつ病の治療のために私の診察室に来た。まだ中年だったが、実際よりずっと老けて見えた。その患者は明らかに疲れきっていて、自分のケアをあまりしていないことがはっきりしていた。彼女の経歴を聞いて、数年前に悲劇的な喪失に見舞われたことがわかったが、その話をするときには事実通りに、ついでのように話し、自分のいまの状態とはほとんど関係がないという雰囲気だった。

私がトラウマについて話し、その影響が出ていると思うと言うと、彼女は驚いた。その悲劇は過去のことなのに、自分のうつの症状は現在かなりはっきり表れているのだと強く主張した。その症状とは、ひどい不眠症や、人生に希望はなく、どんなに頑張っても自分はよいことを成し遂げられないという、いままでになかった思いなどだ。それでも、彼女はトラウマが関係しているかもしれないと考えることに前向きで、少なくとも自分の不安の原因かもしれないと考えるようになった。治療を受けることを決め、その治療はセラピーと二種類の薬によるものだった。薬の片方は気分と不安への耐性を高めるもので、もう一方は睡眠補助剤だった。

彼女はセラピーと薬に驚くほどよく反応した。仕事に復帰でき、新しいスキルを身につけ、自分のエネルギーと時間を使って、援助が必要な人を助けるボランティアを始めた。健康的な食事、運動、社会生活、そして探求して刺激を受けるような行動も心がけるようになった。治療がとてもうまくいったので、それ以上彼女と過ごす楽しみはかなり減ってしまった。めずらしく会える機会があったときにとても驚いたのは、彼女がずっと若く見えたことだ。最初に会ったときから丸十年たっていたのに、それほどの時間がたったあとで、驚くほど若返っていたのだ。彼女が失った人、それは彼女の深い落胆とその結果のうつ病につながっていた人だが、その人は間違いなく彼女を誇りに思ったことだろう。トラウマからあれほど見事に回復した人はいままでいなかった。

●振り返り

このストーリーはわかりやすい成功物語に思われるかもしれないが、実のところは、この女性が全身全霊をかけて、自分のトラウマに直面し、そこから抜け出すために必要なことをしたのだ。彼女は努力して、完全に回復し、強くなるために、先に挙げた五つの目標をすべて達成した。最後の振り返りとして、あなたのサクセスストーリーがどのようなものかを考え、ここに挙げた五つの目標がどのようなかたちでそのストーリーを現実にする助けになるのかをじっくり考えてほしい。もっと思いやりを持って考えるという行為はあなたにとってどういうものになるだろう。どのようなことで自分や人を傷つけるのをやめられるだろう。自分ができる具体的な思いやりの行為をいくつか考えてみよう。自分や人を助けるために何を学ぶ必要があり、何を教えなければならないだろう。最後に、そして思いやりをこめて、自分と人にどのようにうまく責任を持たせられるだろう。

しめくくりに私が獲得した知恵をあなたへ

これを書きながら、ジョナサンの死から二十五年以上がたつことに気づいた。人生をどのように歩んできたか、その途上で成し遂げた出来事がいかに努力と忍耐を証明しているかについて考える。

それらすべてを高く評価できると同時に、弟の自殺の衝撃と余波が現在の自分にもまだ影響を与えていることも認識している。

言うまでもなく、私は弟が亡くなる前の自分とは同じ人間ではない。そうなった原因の一部は、弱さと不安の感覚に支配されてしまったからであり、その感覚は、新しいトラウマに襲われて満足のいくセルフケアなどできないのだと思ってしまうときに、きまって悪化する。

一方で、支えられていると感じたとき、ポジティブなことが起こったとき、自分をうまくケアできたときには、〝前進〟という言葉の意味を実感できる。そして自分を愛してくれる人への感謝が高まり、幸福と決意で胸がいっぱいになる。弟の自殺はこれからもつらいものとして残るだろうが、苦労して獲得した知恵をいくらか私にもたらしてくれた。この本のしめくくりに、それを共有したいと思う。

- まず多くの場合、トラウマから回復するためには心から悲しむ必要があるが、トラウマは怒りや罪悪感や恥や非難といった感情で、悲しみの邪魔をしてくる。
- トラウマは私たちに重荷を課し、混乱させ、落胆させるので、ほかの人からしか受け取れない援助が必要だ。
- その援助を受け入れなければならない。そしてそれを与えることも必要だ。

● ときには、与えたり受けたりできる唯一の援助が、耐えがたいことを進んで受け入れることである場合もある。それができれば、トラウマはやがて握る力を緩めざるをえなくなる。少なくとも、光が差し、回復が始まるぐらいには。

● 最後に、トラウマは単なる個人的な問題ではない。援助に不可欠なのは、無知や偏見、悪意に立ち向かい、思いやりや共同体、人間性のために立ちあがることだ。

本書の冒頭で、自分の目的はトラウマに関する警鐘を鳴らすことだと述べた。それができていればいいと思う。トラウマとは何か、トラウマは私たちに何をするのかの説明に全力を尽くし、たとえと実生活のストーリーを使ってトラウマの作用を示してきた。

トラウマは私たち全員、つまり個人にも家族にも共同体にも国にも影響を及ぼし、その結果起こることは悲劇的でありながら現実のものだ。トラウマはこれほどのダメージを与えているのに、その姿が見えにくい。

これ以上に危険な敵は想像しがたい。トラウマのせいで私たちは、自分が何者で、何にふさわしく、何を成し遂げることができるかについて迷わされてしまう。トラウマは脳を変化させて、世界を理解する私たちのフィルターを変えてしまうので、自分やほかの人のことが明確にわかりづらくなる。こういった理由を含めたすべての原因を考慮に入れ、トラウマに光を当てなければならない。これ以上トラウマを見えない存在にしておくことはできない。

トラウマの理解が進み、目に見える存在になれば、知識と思いやりを呼び起こして、それに対処する決意が持てる。この章で挙げた五つの目標であれ、ほかの場所で紹介したさまざまなセルフケアの解決策であれ、ほかの人の援助であれ、そういうものを通して、トラウマのなかを突き進み、力をつけ、自分が住む世界をよくしていくことができる。だが、まずは問題の深刻さに目を開くことから始めなければならない。

ほとんどの人には、私も含めて、トラウマ以前の時間とそれ以降の時間がある。かつての自分には戻れないと思えるときもあるし、子ども時代のトラウマは、安全や善良さといった根本的な感覚を持つことをきわめて難しくする。子ども時代のトラウマが自責につながることが多いのは、子どもの心が暴力の加害者などに責任を負わせられるほど発達していないからだ。こういったケースでは、原因となった人物ではなく、基本的に自分に悪いところがあるのだと思ってしまうのが普通だ。

脳は通常、自責と恥の感情に疑いをはさむことがないので、大人がそのような考えを軌道修正して、はっきりわかるかたちで思いやりをこめて、ポジティブで人生を肯定するメッセージに変えてやることが何よりも大切だ。真実は目の前にある。間違った方向に目をやっていることが多いだけなのだ。

持って生まれた地図をトラウマにめちゃくちゃにされるまでは、その地図が自分の居場所と移動の仕方を教えてくれていた。トラウマが触れていない地図、そこには行きたいところならどこへでも行ける道を描くことができ、山あり谷ありの人生を探検して進んでいく方向を示してくれ、やがて家への帰路を見つけることができる。その地図を取り戻したい。自分のためだけでなく、ほかの人のためにもだ。自分を迷わせない、信頼できる道しるべが欲しい。人生の端から端まで旅したいし、生まれながらに持っているべき善良さを見つけたいし、価値のある思い出をつくりたいし、その途上でほかの旅人とも合流したいし、必要なときには援助の手を差し伸べたい。

本書の「はじめに」で私は次のように書いた。「私が人生と仕事のなかで目にしてきた人間の問題の多様性はほぼ無限大だ。とはいえ、そのような幅広い主要な問題の原因のなかに際立っているものがある。潜在的な原因がトラウマである」

いまでもこれが信じられないぐらい希望に満ちた声明であると思うのは、取り組むべき理由がひとつあれば、自分たちのなすべきことが明確にわかりやすくなるからだ。

私たちはトラウマに取り組まなければならない。これ以上トラウマの嘘を信じる必要はない。さらなるトラウマに苦しんだり、人にさらなるトラウマを与えたりするように運命づけられてもいない。

それどころか、真実はそれとは正反対だ。思いやりと共同体と人間性があれば、必要な力はすべて手にしている。トラウマに対処できる力を。変わることのできる力を。

謝辞

私が学び、努力し、世界に恩返しをし、その過程で広い視野の獲得に手を貸してくれた善き人々に感謝します。若いころの行ったり来たりと大人になってからの責任と喜びへと導いてくれた人々に感謝します。両親のリチャードとテレサ・コンティは、親が与えられる善きものをすべて与えてくれ、二〇一一年に亡くなった母には深い哀悼の意を表します。弟のトーマスとその家族、そして弟のジョナサンと過ごした時間に感謝します。

妻のドクター・ブルック・メイリーは、優雅に決意をこめてトラウマへの対処についてたくさんのことを教えてくれました。そしてふたりの子ども、コレットとアメリーには、あらゆる発見とすべての笑顔に感謝します。この気持ちは、ジョヴィタ・パーネルとその家族、ブルックの家族と長年にわたる彼らの支えにも広がります。

母方の祖母のグレース・ヴェナンジは私の人生における究極の養育者であり、おばのローズやおじのランゴをはじめとする、母方の親族にも感謝します。父方の祖父母は不屈の精神と熱意の規範になってくれ、父方の親族にも感謝します。ジュリーとロブ、モーリーンとジョーとジェシカとジュリア、クリスティンとブライアン、栄誉を持って国に尽くしたライアン、そしておばのバーバラ・ケラム・オラーヴィアは著述業という親族の道を切り開いてくれました!

メアリー・アン・フラシェラとスティーヴ・マテリアは私の家族にすばらしいギフトをくれ、ブリタニー・ジョー・ニーマンが授けてくれたギフトは、彼女の逝去後にようやく育ちました。

サンディ・ザロドナンスキーと長年にわたって私を教育してくれた人々すべてに感謝します。ここにはスタンフォード大とハーバード大での師や同僚も含まれ、とくにドクター・メアリー・アン・バダラッコ、ドクター・ホセ・デルガドとドクター・サンドラ・デルガド、ドクター・ジャスティン・バーンバウムに感謝します。ドクター・N・グレゴリー・ハミルトンの治療学の指導と見識は私の人生の舵取りを助けてくれ、ドクター・リタ・スワンとドクター・セス・アッサーは、人に尽くす見本になってくれました。ドクター・シュテファニー・ツー・グッテンベルクとドクター・ダリン・ライカターにも感謝します。本書を計り知れないほどよいものにしてくれた対話のために時間を割いてくれました。

そして、診療させていただいた人々がいなくてはどうしようもありませんでした。限りないリストを書くこともできますが、とりわけステファニー・ジャーマノッタには、私を信頼してくれたこと、やさしい励まし、本書への惜しみない貢献に感謝します。アマンダとウェンディには、ジョンの思い出と、彼の芸術に感謝します。

人生を信じられないぐらい豊かなものにしてくれ、すばらしい支えを与えてくれた友人たちに私は恵まれています。ありがたいことにとても長いリストがありますが、とくにジョー・ヴァスタとヴァスタ夫妻とジェイソン・パイル、ナンシー・ブラナー、デイヴとパンティアのハナウアー夫妻とその家族、マイク・マーティン、ピーターとジルのアッティア夫妻、ボビー・デリー、ゾル・クライガー、マット・マコーマック、ジョアナ・スタウントン、フランク・クリヴェリ、ロブ・マクドナルド、ボブ・スキルマン、クリス・ダッコ、ジョシュ・スミス、ミヒル・ゴスワニとペデル・アンダーリンド、そしてマイケル・ダスの思い出に感謝します。

アンバー・ブラムがいなければ、簡単にいえば私は道に迷っていたでしょうし、彼女とカーメン・ヘプナー・ホールはきわめて優秀な同僚で友人であり、ドクター・アンディ・メンデンホールは献身的で思いやりのある仕事のパートナーです。いっしょに働いている優秀な人たち全員に感謝します。とくに、パシフィック・プレミア・グループPCでの同僚であるドクター・ジム・コチャルカは友人とよき師になってくれ、ドクター・バーナード・クルーガーのサポート、パトリック・ブライソンとピーター・シャークのサポートは、私にとってかけがえのないものです。

本書を執筆する決意を後押ししてくれたトミー・ヒルフィガーとティム・フェリスの友情と、最初のコンセプトを整理していたときにくれた助言に感謝します。編集者のロバート・リーには最高の賛辞を送ります。はじめて本を書く人間を快く引き受けてくれ、とてつもない努力と才覚でもって、この本を可能なかぎり最高のものにしてくれました。プロジェクト全体を前に進めてくれたジェイミー・シュワルブ、彼女をはじめとして、私を信頼してくれたサウンズ・トゥルーのみなさんに感謝します。

参考文献

Gilbert, Olive. Narrative of Sojourner Truth. New York: Penguin, 1998.

Mansfield, Katherine. “Her First Ball.” In The Garden Party and Other Stories. New York: Knopf, 1922.

Rilke, Rainer Maria. “Buddha in Glory. In Ahead of All Parting: The Selected Poetry and Prose of Rainer Maria Rilke, translated by Stephen Mitchell. New York: Random House, 1995.

Wiesel, Elie. Night（夜）. Translated by Stella Rodway. New York: Bantam, 1982

【著者紹介】

ポール・コンティ（Paul Conti）

◉——臨床精神科医。ニュージャージー州トレントンでイタリア系の家庭に生まれる。教職の母、不動産会社経営の父のもとに育ち、ペンシルバニア大学で政治学と数学を専攻。25歳のときに弟の自死を経験し、スタンフォード大学医学部へ進学。その後、ハーバード大学にてチーフレジデントとなる。
◉——現在、ポートランドとニューヨークに心療内科専門クリニックを持ち、全米のみならず、海外にもクライアントがいる。レディー・ガガの主治医としても有名。
◉——多くのことに感謝の気持ちを持ちながら、勇敢で幅広い教養を持つ妻、洞察力にすぐれエネルギーに満ちたふたりの娘と暮らす。

【訳者紹介】

田畑 あや子（たばた・あやこ）

◉——英語翻訳者、英語講師。訳書に『統計的な？』（すばる舎）、『サバイバルマインド』（エイアンドエフ）、『ブレイン・バイブル』（アルファポリス）、『アメリカン・スパイ』『55』（以上、早川書房）など、著書に『中学英単語でいきなり英会話』『会話で使える英単語をどんどん増やす』（以上、永岡書店）、『英単語使い分け図鑑』（ナツメ社）がある。

翻訳協力／リベル

trauma 誰《だれ》もが傷《きず》ついた心《こころ》をもっている

2023年2月6日　第1刷発行

著　者——ポール・コンティ
訳　者——田畑　あや子
発行者——齊藤　龍男
発行所——株式会社かんき出版
東京都千代田区麴町4-1-4 西脇ビル　〒102-0083
電話　営業部：03(3262)8011㈹　編集部：03(3262)8012㈹
FAX　03(3234)4421　振替　00100-2-62304
https://kanki-pub.co.jp/

印刷所——ベクトル印刷株式会社

ISBN978-4-7612-7652-2 C0030